AF395658

ÉTUDE

sur la

FIÈVRE TYPHOÏDE

Id 62
147.

Paris. — A. PARENT, Imprimeur de la Faculté de Médecine, rue Monsieur-le-Prince, 31.

ÉTUDE

SUR LA

FIÈVRE TYPHOÏDE

PAR

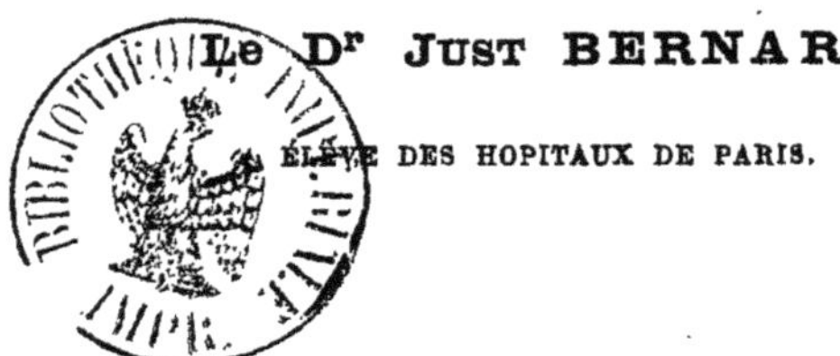

Le Dr JUST BERNARD

ÉLÈVE DES HOPITAUX DE PARIS.

PARIS

ADRIEN DELAHAYE, LIBRAIRE-ÉDITEUR

PLACE DE L'ÉCOLE-DE-MÉDECINE

1865

DÉPÔT LÉGAL
Seine
N° 3091
1865

INTRODUCTION

Nous ne voulons pas faire l'histoire complète de la
fièvre typhoïde, mais seulement résumer l'état de la
science, en insistant sur les faits qui ont été de notre
part un objet particulier d'études et sur lesquels nous
avons à présenter des considérations et des interpréta-
tions personnelles.

Ainsi conçue, notre tâche est encore longue et difficile. La fièvre typhoïde est la maladie sur laquellè on a
le plus écrit; elle a occupé longuement les médecins les
plus distingués; il s'en faut pourtant qu'on soit d'accord sur tous les points, notamment sur sa nature intime. Nous avons rencontré dès difficultés nombreuses;
nous nous sommes trouvé souvent dans un tel embarras au milieu du vague qui règne sur certaines questions, entre les affirmations et les dénégations les plus
contradictoires, qu'il nous est venu la pensée de recu-
ler. Nous nous sommes fait un devoir de surmonter
cette faiblesse, et grandissant nos efforts, nous avons
tâché de nous mettre à la hauteur des obstacles. Si nous
n'avons pas réussi, si nous avons perdu nos peines, il
ne nous viendra jamais la pensée de les regretter, parce
que nous avons la consolation de les avoir employées à
un but utile, et l'espoir qu'il nous sera tenu compte de
nos bonnes intentions.

Nous aurions pu traiter une question plus nouvelle
peut-être, mais nous avons cru qu'il en était ici comme
pour la peinture et la musique : avant de songer à faire
des créations, il faut s'y préparer par des études sur

les œuvres des grands maîtres. Voici notre étude. Nos maîtres sont MM. Louis, Bretonneau, Beau, Bouillaud, Grisolle.

Une autre raison nous a décidé. Impuissant à faire progresser la science, nous avons pensé qu'il serait mieux d'étudier une des affections les plus communes, afin que, si notre travail n'est point utile aux autres médecins, nous puissions en retirer pour nous-même le grand avantage de connaître à fond une des maladies que nous rencontrerons le plus souvent dans notre pratique.

Nous avons consacré assez de temps à l'examen consciencieux et exact des faits pour acquérir des convictions. Notre bagage scientifique se compose de 118 observations. Sur ce nombre, 17 nous ont été communiquées ou ont été empruntées à des publications récentes ; les autres nous sont personnelles. Nous avons apporté le plus grand soin à les recueillir ; c'est là surtout le mérite que nous ambitionnons pour notre travail.

Nous avons été contraint parfois de formuler des conclusions qui sont en opposition avec les doctrines professées par des maîtres dont nous respectons profondément l'autorité ; nous nous sommes efforcé d'être juste, car au-dessus de nos sympathies il y a ce que nous avons cru être la vérité. *Amicus Plato, sed magis amica veritas.* Qu'on me pardonne donc ma hardiesse. Je désire que mes juges ne voient dans ce travail que l'envie de s'instruire, et non la prétention de se poser en adversaire de savants praticiens.

Les résultats obtenus et les faits dont j'ai été témoin m'ont seuls inspiré des opinions que je tâcherai de justifier dans le cours de ma dissertation.

ÉTUDE

SUR LA

FIÈVRE TYPHOÏDE

Notre travail est divisé en trois parties :

Dans la première, nous étudierons les lésions anatomiques et les troubles fonctionnels ;

Dans la seconde, nous ferons l'histoire de la maladie ;

La troisième sera consacrée au traitement.

DÉNOMINATION, SYNONYMIE.

Au moment d'entrer en matière, nous sommes arrêté par une question qu'on regardera peut-être comme de peu d'importance, mais qui nous semble très-sérieuse. Comment désignerons-nous la maladie qui va nous occuper ? Beaucoup de noms lui ont été donnés et c'est précisément là ce qui fait notre embarras. On en jugera par l'énumération suivante :

Synonymie. — Synoque putride ou non putride, causus, fièvre typhoïde (Hippocrate, Galien) ; fièvre inflammatoire, bilieuse, muqueuse, pituiteuse, putride, maligne, pestilentielle, pétéchiale (Frascator) ; fièvre mésentérique (Baglivi) ; fièvre lente nerveuse (Huxham) ; fièvre angéioténique, méningo-gastrique, adéno-méningée, adynamique, ataxique (Pinel) ; fièvre intestinale, entéro-mésentérique (Petit) ; fièvre des camps, des prisons ; dothiénenthérie (Bretonneau) ; gastro-entérite (Broussais) ; affection typhoïde (Louis, Chomel) ; entérite folliculeuse (Forget) ; entéro-mésentérite typhoïde (Bouillaud) ; fièvre typhoïde.

Si j'adopte la dénomination de fièvre typhoïde, ce n'est pas que je pense qu'il ne puisse y en avoir de meilleure. Je ne vois pas d'inconvénient à ce que les maladies soient désignées par leurs divers états organopathiques, quand ceux-ci sont parfaitement connus ; mais on sait déjà que le nom de fièvre putride a été rejeté même par ceux qui croyaient à l'altération du sang dans la fièvre typhoïde, parce qu'il annonce une putridité qui n'est pas bien définie.

Le mot dothiénentérie, qui a été aussi proposé, vient de δοθιην, bouton, pustule, et ἔντερον, intestin, et veut dire pustule dans l'intestin. Or, l'altération de l'intestin est-elle une pustule ? cela n'est pas admis par tous les pathologistes. Il me semble donc que désigner la fièvre typhoïde du nom de *dothiénentérie*, c'est préjuger singulièrement la question, et donner ainsi raison à ceux qui croient que la fièvre typhoïde est une variole interne.

Pour trouver un prétexte à la changer, on a reproché à la dénomination que nous adoptons d'annoncer des symptômes typhoïques qui n'existent pas toujours. Et d'abord qu'appelle-t-on symptômes typhoïques ? Par ces mots il faut entendre la prostration, la stupeur, l'hébétude des sens, le coma, le délire, qui coïncident avec la dépression des facultés intellectuelles, la perversion de presque toutes les fonctions, mais surtout la prostration et la stupeur.

Dans les nombreux cas de fièvre typhoïde que j'ai étudiés, ces symptômes étaient parfois peu sensibles, d'autres fois l'un d'eux prédominait ; mais je les ai toujours trouvés.

Supposons même que leur existence ne soit pas constante ; est-ce là une raison de remplacer un nom par un autre qui ne vaut guère mieux, et qui même, s'il était meilleur, serait exposé bientôt à être changé quand les progrès de la science auraient donné la vraie nature de la fièvre typhoïde.

En thèse générale, nous n'aimons pas tous ces changements, parce que, durant le cours de nos études médicales, nous nous sommes souvent trouvé dans un grand embarras, causé par les divers noms que les diverses opinions avaient assignés à une même maladie.

DÉFINITION.

La fièvre typhoïde est une maladie fébrile aiguë, caractérisée anatomiquement par une altération spéciale des follicules intestinaux, et symptomatiquement par de la fièvre, de la douleur et des gargouillements dans la fosse iliaque droite, des symptômes nerveux et une éruption particulière.

HISTORIQUE.

La fièvre typhoïde n'est pas une maladie de récente apparition, et aussi loin que l'on remonte dans l'histoire de la science, on trouve que les auteurs ont décrit des collections de symptômes qui s'y rapportent parfaitement.

Dans les trois aphorismes d'Hippocrate qui suivent, tout le monde reconnaîtra les déjections noires, les concrétions fuligineuses, le délire et les douleurs abdominales qui la caractérisent.

« Dejectiones nigræ, qualis sanguis niger, sponte prodiuntes, et cum febre, et sine febre, pessime (sect. 4, aph. 21).

« Quibus in febre, addentes viscosa circumnascuntur, his febres fiunt vehementiores (sect. 4, aph. 53).

« In febribus acutis convulsiones et circa viscera dolores vehementes, malum (sect. 4, aph. 66). »

Mais ces symptômes vagues et mal définis étaient regardés par Hippocrate comme des accidents, des complications survenant dans le cours des fièvres graves.

Durant les siècles qui suivent, la pyrétologie devient de plus en plus confuse, de telle sorte que l'on assiste au spectacle étrange d'études consciencieuses et de travaux marqués au cachet du progrès, aboutissant à introduire dans la science une complication et une confusion inimaginables. Au milieu de ce chaos, apparaissent par intervalles les symptômes qui sont le propre de la fièvre typhoïde ; mais ces symptômes, décrits seulement lorsqu'ils sont intenses, se trouvent le plus souvent épars et isolés dans la description de 20 ou 30 entités différentes, auxquelles ils ont donné leur nom, quand ils dominaient l'ensemble pathologique. Il ne vient pas à l'esprit des observateurs que ces variétés de fièvres puissent être des formes diverses d'une maladie unique dans son essence, mais protéiforme dans ses manifestations, et l'on trouve à chaque pas des relations de fièvres épidémiques dont les symptômes embarrassent tellement les médecins du temps, qu'ils voient une nouvelle maladie à chaque nouvelle épidémie.

C'est seulement vers la fin du siècle dernier qu'apparaît, dans les auteurs, l'idée de la généralisation des fièvres graves. Maximilien Stoll, entre autres, nous semble avoir entrevu la valeur de cette idée sans cependant en saisir l'importance tout entière. Voici ce qu'il écrivait en 1777, dans sa *Médecine pratique :*

« Tous les étés, la bile produit des fièvres qui toutes sont de « même nature, mais qui varient dans les différentes années, à raison « des dangers, de la marche plus ou moins rapide, ou de tel ou tel « symptôme plus marquant que les autres. »

Cette idée de l'assimilation des fièvres graves fut bientôt abandonnée, mais c'était pour la reprendre un demi-siècle après, lorsque l'anatomie pathologique eut démontré que toutes ces maladies si différentes, en apparence, présentaient toutes à l'autopsie une lésion constante et constamment la même, je veux parler de l'altération des plaques de Peyer.

C'est tout ce que nous voulons dire de l'histoire ancienne de la fièvre typhoïde. Nous n'avons point suivi les auteurs dans leurs savantes divagations sur les causes prochaines des fièvres, la coction des humeurs et autres objets non moins ténébreux. C'eût été trop long et surtout trop inutile à notre sujet.

Lorsque parurent les premières recherches cadavériques, Pinel avait déjà essayé, par une classification simple, de débrouiller le chaos des fièvres graves ; il avait créé cinq classes de fièvres auxquelles il rapporte toutes les autres : les fièvres *inflammatoire, bilieuse* ou *gastrique, pituiteuse* ou *muqueuse, ataxique* et *adynamique.* Mais il s'aperçut bientôt que plusieurs espèces n'avaient pas leur place dans ce cadre ; il fut obligé, pour les y comprendre toutes, d'imaginer une sorte de combinaison de ses divers types entre eux. C'est ainsi qu'il fit, de la fièvre ardente des anciens, un mélange de fièvre inflammatoire et de fièvre gastrique. Il ne faudrait pas croire qu'en réunissant sous un même titre générique toutes les fièvres dont les symptômes se ressemblent, Pinel eût pour but de leur assigner une même nature. Il est convaincu, au contraire, qu'il range côte à côte des maladies d'essence différente, mais il veut en simplifier l'étude.

En 1804, Prost publia son ouvrage *De la Médecine éclairée par l'ouverture des corps*, dans lequel il décrit pour la première fois les ulcérations de l'iléon, qu'il a rencontrées constamment dans les fièvres de Pinel. Avant Prost, on n'ouvrait pas les intestins ; *c'est* dit-il, *un travail horriblement dégoûtant, mais qui doit donner à la science des fondements inébranlables.* Et nous pensons qu'il faut lui attribuer la découverte des lésions intestinales, quoique plusieurs auteurs en aient donné la priorité à Rœderer et Wagler, et avant eux à Spiégel. Ce qu'on ne peut, du reste, contester à Prost, c'est de les avoir mieux décrites, et d'en avoir appuyé la découverte de son autorité d'anatomo-pathologiste habile. Non-seulement il décrit la lésion qu'il croit de nature inflammatoire et dont il fait un des caractères des fièvres de Pinel, mais il en cherche la cause dans la nature mauvaise des liquides versés dans l'intestin :

« Les fièvres muqueuses, gastriques, ataxiques, adynamiques,
« ont, dit-il, leur siége dans la membrane muqueuse de l'intestin....
« j'ai fait l'ouverture de plus de 200 cadavres de personnes mortes
« de ces maladies, et j'ai constamment trouvé cette inflammation.

« Ces inflammations me paraissent coordonner avec la nature
« des matières contenues dans l'intestin, avec les changements de
« la bile, du mucus intestinal, avec ceux du foie et de la rate. »

Nous voyons apparaître ici deux idées ; la première, celle de l'unification des fièvres essentielles va se préciser, et il en naîtra la fièvre typhoïde ; la seconde, indiquant leur nature, est encore admise par un grand nombre d'auteurs, sans aucune modification.

En 1813, MM. Petit et Serres publient un travail estimé où les recherches de Prost sont reprises, mais où ses idées sont abandonnées. Les lésions sont bien décrites, mais ils voient là une maladie nouvelle ; entéro-mésentérique : la question a reculé d'un pas.

C'est à M. Bretonneau qu'on doit la description précise et la localisation de la lésion intestinale dans la plaque de Peyer. Il croit à la nature commune des fièvres essentielles ; il en fait sa dothiénentérie, mais sa dothiénentérie est une fièvre éruptive.

Nous arrivons enfin à M. Louis auquel nous devons d'avoir décrit avec une exactitude que nul n'a dépassée, les altérations morbides de la fièvre typhoïde, et d'avoir définitivement opéré la réduction de toutes les fièvres graves en une seule. *Les fièvres continues*, dit-il, *constituent toutes une seule et même affection que l'on désigne sous le nom d'*affection *ou* fièvre typhoïde.

Cette proposition parut bientôt trop exclusive, et la fièvre synoque qui avait été englobée avec les fièvres de Pinel, par la fièvre typhoïde, en a été distraite. Cependant quelques médecins regardent encore comme rigoureusement vrai l'énoncé de M. Louis, et nous avons entendu notre maître, M. Beau, demander, dans ses leçons, qu'on lui montrât des cas de synoque sans lésions intestinales.

Quoi qu'il en soit, la fièvre typhoïde est créée ; elle va devenir l'objet d'une foule de travaux importants parmi lesquels je citerai les savantes leçons de M. le professeur Chomel, publiées en 1834, par le D\ Genest, le livre de M. Forget, sur l'entérite folliculeuse, et les travaux si exacts de MM. Andral, Bouillaud, Grisolle et Piorry.

C'est là que j'ai puisé les éléments de mon travail, ainsi que dans les brillantes leçons de mes maîtres, MM. Beau, Guillot et Béhier.

J'ai omis à dessein de parler de Broussais : c'est qu'il a joué un rôle à part dans l'histoire de la fièvre typhoïde. Il ne voit dans les fièvres graves qu'une inflammation simple de la muqueuse de l'estomac et des intestins. Cette erreur, appuyée d'une conviction profonde et soutenue avec ardeur, eut un succès qu'il faut attribuer au brillant du professeur : elle dut céder devant les faits, et n'a plus aujourd'hui que de rares partisans.

En résumé, nous voyons dans notre historique deux périodes bien distinctes : durant la première, la fièvre typhoïde, découpée par symptômes, sert à former une foule d'autres fièvres qui seront réunies dans la seconde période, par un caractère commun d'anatomie pathologique. Nous voyons que les anciens n'ont pas reconnu la fièvre typhoïde, ils en ont étudié les symptômes isolément, ils ont accumulé pour son étude un grand nombre de matériaux inclassés et confus : les modernes ont fait le jour dans ce chaos.

PREMIÈRE PARTIE

CHAPITRE 1ᵉʳ

ANATOMIE PATHOLOGIQUE

Presque tous les auteurs, pour décrire les lésions anatomiques de la fièvre typhoïde, les ont classées d'après leur importance, en terminant par celles dont la valeur est regardée comme infiniment moindre. Cette méthode nous paraît excellente pour des ouvrages d'enseignement, parce que, présentant d'abord les lésions principales, celles-ci frappent davantage l'esprit : mais elle suppose connue la valeur des lésions; nous avons préféré, pour ne rien préjuger, suivre dans notre étude l'ordre anatomique. Nous examinerons successivement chacun des organes de nutrition, de relation et de reproduction.

§ I. — Organes de la nutrition.

1° APPAREIL DE LA DIGESTION.

Cavité buccale. — Tous les historiens des fièvres graves ont attaché une grande importance aux lésions de la bouche : leur attention s'est portée particulièrement sur la langue qui présente en effet des caractères importants. On trouve en général à la pointe et sur les bords un pointillé rouge, accompagné d'un enduit blanchâtre ou jaunâtre qui occupe le milieu et la base de l'organe; lorsque la maladie fait des progrès, l'enduit prend une coloration brune, la langue se sèche, se raccornit et se fendille, et il se fait des ulcérations saignantes sur les lèvres et la muqueuse buccale.

On observe en même temps, sur les dents et les lèvres, un enduit de couleur plus ou moins noire, composé de mucus et de sang concrété.

Ces altérations de la cavité buccale qui se présentent presque constamment, constituent un signe précieux de diagnostic, surtout au début lorsque les symptômes caractéristiques ne sont pas encore bien marqués.

Pharynx, œsophage. Les altérations qui ont été rencontrées dans la cavité pharyngienne sont de trois ordres :

1° Les premières lésions que nous décrirons sont des altérations dans la couleur de la muqueuse œsophago-pharyngienne. Le plus souvent on rencontre des rougeurs tantôt limitées à quelques points de l'œsophage, tantôt étendues sur toute sa longueur ; ces rougeurs sont quelquefois tellement intenses qu'elles ressemblent à une plaie : on dirait que la muqueuse a complétement perdu son épithélium. On trouve aussi des colorations livides, des taches ecchymotiques, des décolorations : ces lésions ne nous semblent pas avoir assez d'importance pour nous arrêter, nous ne ferons que les mentionner.

2° *Ulcérations.* C'est la lésion la plus ordinaire ; nous l'avons trouvée trois fois sur 14 autopsies que nous avons faites. Chez un sujet, elles étaient au nombre de 11 et groupées de la façon suivante : deux sur la face interne de l'amygdale droite, une sur le pilier postérieur droit, trois sur la paroi postérieure du pharynx, deux vers la partie moyenne de l'œsophage et enfin trois à la partie inférieure du même organe, dans le voisinage du cardia. L'étendue de ces ulcérations variait depuis la grandeur d'une lentille jusqu'à celle d'une pièce de 1 franc. Les plus petites étaient circulaires ; les grandes, à bords déchiquetés et irréguliers, étaient plus allongées dans le sens de la ligne médiane du corps.

Les ulcérations que nous avons vues étaient toutes superficielles et n'intéressaient que la muqueuse ; nulle part, la couche musculeuse n'était dénudée, ainsi que M. Louis l'a observé deux fois.

3° Il n'est point rare, comme nous le dirons, de voir la fièvre typhoïde se compliquer d'une angine semblable à l'angine scarlatineuse. On rencontre alors à l'autopsie les productions pultacées ou caséeuses qui sont le propre de cette complication ; mais il peut y avoir aussi de véritables productions membraniformes. Ces fausses membranes de grandeur variable sont généralement minces, jau-nâtres, plus ou moins salies par des mucosités sanguinolentes ; elles s'étendent parfois dans l'œsophage et le larynx, et peuvent être tellement confluentes qu'il n'y ait point d'intervalles où la muqueuse soit saine ; elles sont fortement adhérentes, et si l'on parvient à les enlever, on trouve au-dessous des ulcérations saignantes de même forme qu'elles.

Bien que nous ayons souvent trouvé des angines pultacées chez les malades qui ont fait le sujet de nos observations, nous n'avons point rencontré de fausses membranes dans nos autopsies ; mais elles ont été notées par beaucoup d'auteurs, M. Louis en cite trois cas (observ. 7, 8, 20).

Estomac. L'état de l'estomac dans la fièvre typhoïde a été surtout étudié par M. Louis, auquel nous empruntons en partie les détails suivants :

Dans la plupart des cas, la muqueuse gastrique est plus ou moins profondément altérée. Ces altérations portent sur la *consistance*, l'*épaisseur* et la *couleur*.

Consistance. La membrane muqueuse est quelquefois tellement ramollie qu'en la raclant avec un scalpel, on la réduit en une sorte de bouillie ; ce ramollissement, d'une étendue variable, siége ordinairement vers le grand cul-de-sac.

Épaisseur. Il peut y avoir augmentation ou diminution d'é-paisseur de la muqueuse : le premier cas correspond à l'état mamelonné ; dans le second, il y a un amincissement considérable, une espèce d'usure et de destruction de la membrane.

Couleur. Le plus souvent, la muqueuse est pâle et décolorée ; tantôt elle est d'une légère teinte rouge, tantôt orange claire, le plus souvent grisâtre ou bleuâtre ; d'autres fois, elle présente par places une coloration rouge et ecchymotique particulière : c'est une sorte de pointillé violet, disposé sous la forme de plaques plus ou moins étendues et siégeant indistinctement à la grande ou à la petite courbure.

Ces altérations se trouvent presque toujours combinées. Le tableau suivant donne le résumé des observations qui nous sont propres :

Sur 14 autopsies :

Estomac sain .... 3 fois.

Estomac présentant des altérations
- De couleur seulement 7
- Couleur et consistance 2
- Couleur, épaisseur, consistance. 2

Intestin grêle. — Nous arrivons ici aux lésions qui sont regardées comme les plus importantes, puisqu'elles servent à caractériser la fièvre typhoïde. Nous devons donc apporter dans leur étude la plus sérieuse attention. Nous examinerons séparément les lésions de la membrane muqueuse et celles des follicules.

1° *Membrane muqueuse.* Nous croyons qu'on peut poser en thèse générale que, dans la fièvre typhoïde, cette membrane est toujours malade. Nous ne trouvons pas dans nos observations une seule exception à cette règle. Les altérations que l'on rencontre sont de même nature que celles de la muqueuse stomacale ; elles portent sur sa consistance, son épaisseur, sa couleur. Le plus souvent, l'intestin dilaté par les gaz présente un calibre plus grand qu'à l'état normal : ses parois sont par place tellement amincies et décolorées qu'elles semblent translucides. Ailleurs, la muqueuse, ramollie et très-rouge, est injectée et arborisée. Cette rougeur n'est pas ordinairement continue, elle occupe des espaces de grandeur variable séparés par des intervalles de muqueuse saine ou décolorée et ramollie. La teinte n'est pas toujours la même ; tantôt c'est une rougeur congestive, inflammatoire ; d'autres fois, c'est cette teinte brune, ecchymotique que nous avons déjà rencontrée dans l'estomac.

Enfin et comme dernier terme des altérations, on trouve souvent des ulcères de quelques millimètres de diamètre, quelquefois plus étendus, dont les bords sont épais, coupés à pic aux dépens de la membrane muqueuse et même de la couche musculeuse.

Le fond en est grisâtre, quelquefois recouvert de caillots de sang. On les observe vers la fin de l'intestin grêle, surtout dans le voisinage de la valvule iléo-cæcale.

2° *Follicules*. Les glandes vésiculeuses ou follicules clos de l'intestin grêle présentent deux dispositions différentes : tantôt elles sont isolées et irrégulièrement disséminées dans presque toute l'étendue de la muqueuse intestinale, tantôt elles se rapprochent et forment sur certains points des groupes appelés plaques de Peyer, ou follicules agminés. Ces plaques, très-rares dans la duodénum et le jéjunum, ont leur siége de prédilection dans l'iléon où elles sont d'autant plus nombreuses qu'on approche davantage de la valvule iléo-cæcale. Elles occupent le bord libre ou convexe de l'intestin grêle, jamais on ne les observe sur le bord adhérent, aussi est-il de règle, toutes les fois qu'on ouvre l'intestin, de le fendre du côté de son insertion mésentérique. Nous étudierons séparément les lésions des follicules isolés et celles des plaques de Peyer.

(a) *Follicules isolés*. Souvent on observe une augmentation de volume des follicules, une sorte d'hypertrophie, par suite de laquelle ils peuvent atteindre la grosseur d'un grain de blé et même d'un petit pois ; ils soulèvent alors la muqueuse à laquelle ils donnent une apparence granulée. Rien autre chose ne traduit à l'extérieur le travail morbide qui s'opère ; mais si on ouvre leur cavité, on la trouve parfois remplie d'une matière plus ou moins consistante, de couleur jaunâtre et ayant une certaine analogie avec du pus concret. Nous appellerons *état granuleux* ce premier degré d'altération. Jusqu'alors, la forme des follicules est assez régulièrement sphérique ou ovoïde ; mais, à un degré plus avancé de la maladie, on voit une pointe se former du côté de la cavité intestinale, la muqueuse voisine rougit et s'enflamme, et l'on trouve l'intestin parsemé de boutons acuminés au sommet desquels la membrane muqueuse rouge présente un point gangrené : c'est comme de petits furoncles avec leurs bourbillons. Nous dirons, pour caractériser cette lésion des follicules, qu'ils présentent l'*état furonculeux*. Le dernier terme des altérations folliculaires est l'*état ulcéreux*. Le follicule s'est plus ou moins gangrené en même temps que la muqueuse et il reste une ulcération de grandeur variable, à bords irrégulièrement circulaires, épaissis, indurés, dont le fond est quelquefois recouvert d'une matière jaune, résistant à un lavage prolongé.

On rencontre des follicules altérés sur presque toute la longueur de l'intestin grêle, dans les intervalles des plaques ; mais ils deviennent bien plus nombreux au voisinage de la valvule iléo-cæcale, où ils sont parfois véritablement confluents. Les trois formes de lésions peuvent se rencontrer en même temps, et il est facile de voir que les follicules sont d'autant plus altérés qu'on s'approche davantage de la valvule. Nous avons constaté huit fois sur quatorze les altérations des follicules isolés, c'est-à-dire à peu près dans la moitié des cas ; elles ont toujours coïncidé avec l'altération des plaques.

(b) *Plaques de Peyer* (follicules agminés). Nous avons trouvé les plaques de Peyer altérées chez tous les malades qui ont succombé à la fièvre typhoïde, et dont nous avons fait l'autopsie.

Mais ces altérations ne se sont pas toujours présentées avec les mêmes caractères ; elles ont varié le plus souvent d'aspect et de consistance : ce sont ces modifications que nous allons étudier.

Les auteurs pour les décrire ont admis une foule de formes différentes dont il serait trop long de donner ici la distinction ; nous nous bornerons à les énumérer. Ce sont les formes *gaufrées, fongueuses, ulcéreuses, gangréneuses, ganglionnaires, pseudo-membraneuses* (Cruveilhier); *pointillées, pustuleuses* (Forget); *réticulées* (Chomel); *molles, dures* (Louis). Nous admettrons trois formes principales qui nous paraissent comprendre toutes les autres : ce sont les formes dures et molles de M. Louis auxquelles nous ajouterons la forme ulcérée. Nous les décrirons séparément.

1° *Plaques dures* (gaufrées, Chomel). Ces plaques sont pâles, d'un blanc rosé ou jaunâtre, quelquefois rouge, mais toujours d'une couleur différente de celle de la muqueuse ; elles ont une forme ovale, leur plus grand diamètre dirigé suivant la longueur de l'intestin mesure de 3 à 10 centimètres, quelquefois plus ; leur longueur ne dépasse pas généralement 2 centimètres. Elles font une saillie assez marquée à l'intérieur de l'intestin, et présentent au toucher une résistance élastique. La membrane muqueuse qui les recouvre est presque toujours altérée : elle est quelquefois très-injectée, et présente un état mamelonné ou fongueux ; elle peut être ulcérée. Si on incise les plaques dans toute leur épaisseur, on trouve que le tissu cellulaire sous-muqueux est envahi par une matière d'un blanc ou d'un gris jaunâtre, homogène, tantôt ferme, cassante, offrant une coupe lisse et brillante, tantôt friable et pulpeuse ; on l'a désignée sous le nom de matière typhique. Cette matière a été comparée par Chomel à la matière tuberculeuse non ramollie, mais elle est d'un aspect moins mat.

La forme dure est pour nous le type des altérations folliculaires ; elle constitue souvent la seule lésion que l'on rencontre dans les plaques ; nous les considérons comme le point de départ des autres modifications.

2° *Plaques molles* (réticulées, Chomel). Elles offrent peu de résistance au toucher ; leur surface est presque lisse et comme granulée, elle présente dans certains cas l'aspect d'une sorte de réseau à mailles régulières, ce qui a fait comparer leur tissu au parenchyme d'une cerise. La matière typhique est désagrégée, et se réduisant successivement en pulpe ou en petits fragments a plus ou moins complétement disparu, entraînant avec elle partie ou totalité de la muqueuse qui la recouvre. Cet état peut n'envahir qu'une partie limitée de la plaque dont le reste présente les caractères des plaques dures ; dans ce cas, nous avons vu manifestement des degrés insensibles de passage de l'état dur à l'état mou, et nous avons acquis la conviction que le second état n'est le plus souvent qu'une modification du premier.

Nos observations ne nous autorisent pas à affirmer toujours cette substitution, nous croyons que c'est la règle, mais nous regardons comme possible que l'état mou s'établisse d'emblée.

On rencontre fréquemment des plaques elliptiques ayant peu de relief, sans dureté aucune, mais dont la surface est remarquable à cause d'une sorte de piqueté noir ou bleu. Ce pointillé noir, déjà décrit par Rœderer et Wagler, donne à la plaque un aspect particulier qu'on a comparé à celui d'une *barbe récemment faite ;* il est regardé par quelques auteurs comme une forme de l'altération typhoïde.

3° *Forme ulcérée.* Cette forme résulte de la transformation de chacune des deux autres. C'est le dernier terme du travail qui s'opère dans les plaques molles ; mais elle peut dériver directement de la forme dure. L'ulcération se produit alors de deux manières différentes : tantôt elle commence par la muqueuse et s'étend consécutivement à la plaque qu'elle détruit peu à peu ; tantôt un travail de ramollissement et de gangrène frappe d'abord la matière janne de la plaque et s'étend à la muqueuse qui se détache par lambeaux avec la substance typhique. Dans quelques cas, le travail d'élimination est tellement rapide que la muqueuse est encore intacte dans certaines parties et forme des brides qui retiennent plus ou moins longtemps les eschares. La plaque gangrenée, devenue corps étranger, se détache par ses bords et finit par tomber en détritus, laissant à nu la membrane celluleuse, musculeuse ou séreuse de l'intestin, suivant que la mortification ou le travail ulcératif se sont étendus plus profondément.

L'épaisseur totale de la paroi intestinale peut de même se trouver envahie, et l'élimination de l'eschare produire une perforation ; mais cet accident a lieu le plus souvent par les progrès ultérieurs de l'ulcération.

Quel que soit le mécanisme de l'ulcération, elle présente des dimensions et des formes généralement en rapport avec celles de la plaque détruite. Les bords sont plus ou moins durs et épais, quelquefois taillés à pic, légèrement irréguliers. Le fond de l'ulcère est rouge, brunâtre, ou d'un gris ardoisé, granuleux ou lisse ; on y distingue la couche profonde qui est restée saine.

Le travail ulcératif peut continuer après la destruction de la plaque primitivement malade ; la muqueuse se décolle et meurt peu à peu jusqu'à ce qu'une nouvelle disposition de l'organisme mette un terme à cette tendance morbide.

Le nombre des plaques malades chez nos malades a varié entre 8 et 33. Certains auteurs en ont trouvé jusqu'à 40. Il est facile de voir par l'examen cadavérique que les plaques les plus voisines de la valvule iléo-cæcale sont celles qui s'altèrent les premières ; ce sont elles aussi qui présentent les altérations les plus graves et les plus avancées ; en remontant successivement du cæcum vers le duodénum, les lésions diminuent de fréquence et de gravité.

Lorsqu'on ouvre l'intestin de malades qui ont succombé après six semaines ou deux mois de maladie, on trouve les ulcérations à un degré plus ou moins avancé de cicatrisation se traduisant au début par un simple affaissement des bords avec élévation du fond qui se remplit de bourgeons très-fins, puis apparaît une pellicule mince, lisse et d'aspect séreux ; c'est une véritable cicatrice.

Cette membrane de nouvelle formation prend bientôt tous les caractéres d'une muqueuse ; d'abord dépourvue de villosités et de follicules, elle se distingue de celle qui l'avoisine par son aspect lisse et brillant, par un léger enfoncement et par une couleur un peu plus foncée ; mais toute distinction s'efface bientôt, de telle façon que la membrane muqueuse de l'intestin se régénère complétement, bien différente en cela de la peau où la cicatrice présente toujours dans sa texture de notables différences.

Les plaques qui n'ont point été ulcérées sont affaissées, d'un gris bleuâtre et assez consistantes, parfois froncées et comme ratatinées. Suivant M. Chomel, dont nous partageons les idées, les plaques dures sont seules susceptibles de résolution : ceci du reste est facile à comprendre puisque ce sont les seules qui n'aient pas éprouvé un commencement d'ulcération.

Les matières contenues dans l'intestin sont presque toujours fluides, plus ou moins jaunes, bilieuses ; elles imbibent les villosités et communiquent à la muqueuse une coloration qu'il est quelquefois difficile de lui enlever par des lavages successifs. Quelquefois c'est un liquide noirâtre, grisâtre ou séreux, pouvant être mélangé avec du sang altéré. Nous parlerons de ces matières quand nous traiterons du liquide dothiénentérique. La présence des vers intestinaux n'a rien de constant.

Gros intestin. Chez la plupart des individus morts de la fièvre typhoïde on rencontre dans le gros intestin des lésions qui ressemblent beaucoup à celles que nous venons de décrire. Indépendamment des rougeurs et ramollissements de la muqueuse, qui sont très-fréquents, on trouve les follicules isolés et les plaques de Peyer altérés de la même façon que ceux de l'intestin grêle. Le siége le plus habituel de ces altérations est le cæcum et le côlon ascendant, c'est-à-dire les parties les plus voisines de l'iléon. Quelquefois le calibre de l'intestin est augmenté à cause du météorisme, mais ce n'est là qu'un phénomène mécanique.

Le tableau suivant donne le résultat de nos observations :

<table>
<tr><td rowspan="4">Gros intestin</td><td colspan="2">sain... 4</td></tr>
<tr><td rowspan="3">altéré.</td><td>Injection, ramollissement de la muqueuse seulement.............. 3</td></tr>
<tr><td>Follicules et plaques altérées coïncidant avec lésion de la muqueuse.. 7</td></tr>
</table>

Total des observations...................... 14

Péritoine. Lorsqu'on ouvre la cavité abdominale, on trouve habituellement l'intestin distendu par des gaz. Le péritoine ordinairement sain présente dans certains cas des taches irrégulières noires ou brunes, répandues sur l'intestin grêle et correspondant chacune à une plaque altérée (on peut s'en assurer en serrant la paroi intestinale entre deux doigts). Cette injection locale et très-bornée peut se propager à une étendue plus grande du péritoine. On rencontre alors de larges arborisations se détachant sur un fond plus coloré qu'à l'état normal, et une certaine quantité de liquide séro-sanguinolent dans la cavité péritonéale. Enfin, il n'est point rare d'observer du pus soit mélangé au liquide épanché, soit concrété sous la forme de fausses membranes déposées sur les circonvolutions qu'elles unissent entre elles. Les péritonites graves coexistent le plus souvent avec des perforations dont nous avons expliqué le mécanisme ; mais il est cependant des cas où l'examen le plus minutieux ne peut faire découvrir la moindre communication entre l'intestin et la cavité péritonéale. L'inflammation ulcérative se propage par continuité de tissu jusqu'au péritoine. Cette sorte de péritonite est dite *par extension.*

Les perforations ont leur siége habituel dans le voisinage de la valvule iléo-cæcale. Le plus souvent uniques, elles peuvent se faire en plusieurs points de l'intestin, mais toujours sur des follicules ou des plaques ulcérées : leur diamètre est quelquefois si petit qu'on est obligé pour les découvrir de soumettre l'intestin à l'épreuve de l'eau ou à l'insufflation. Dans un cas que nous avons observé, la perforation siégeait sur une plaque, le péritoine aminci était mis à nu sur une étendue de près de 1 centimètre carré et présentait plusieurs trous excessivement petits. Dans les cas de perforation, l'épanchement est constitué par une sérosité roussâtre mêlée de pus, de flocons albumineux et de matières fécales reconnaissables à leur odeur. Le péritoine brun ou noirâtre présente les traces d'une inflammation des plus violentes.

Ganglions mésentériques. Dans nos observations, les ganglions mésentériques ont été constamment altérés. Ce qui frappe tout d'abord c'est leur augmentation de volume : les ganglions qui n'étaient pas apparents le deviennent, le mésentère, dans une étendue plus ou moins grande, présente une série de tumeurs arrondies, grosses comme un haricot ou une noisette, et pouvant atteindre le volume d'une noix, groupées les unes à côté des autres et généralement de couleur foncée. Leur aspect varie du reste avec l'âge de la maladie : dans les premiers temps, ils sont d'un rouge tendre ou foncé ; plus tard ils prennent une teinte brunâtre violacée ou noire ; à une époque plus avancée, ils sont d'un gris ardoisé. Les ganglions malades sont généralement ramollis et friables, quelquefois cependant très-résistants au doigt. Quand on les incise, les uns présentent du sang infiltré, d'autres de la matière purulente, quelques-uns enfin de véritables abcès. Lorsque les plaques altérées se guérissent, on remarque que les ganglions correspondants suivent une marche également rétrograde, ils diminuent de volume, mais conservent longtemps une coloration brune plus ou moins foncée tant au dedans qu'au dehors.

Il existe donc une sorte de parallélisme entre les altérations des plaques intestinales et celles des ganglions du mésentère. C'est par suite de cette relation que les ganglions les plus rapprochés du cæcum sont ceux dont l'altération est la plus avancée.

M. Andral admet qu'il y a toujours un rapport direct entre l'intensité de la lésion intestinale et celle de la lésion des ganglions. On rencontre cependant des ganglions très-ramollis, et infiltrés de pus avant que les plaques soient ulcérées et réciproquement.

Les altérations que nous venons de décrire n'existent que dans la fièvre typhoïde, et leur importance est telle pour caractériser cette maladie que M. Bouillaud a cru devoir lui assigner le nom d'*entéro-mésentérite* typhoïde.

2° APPAREIL DE LA RESPIRATION.

Epiglotte. — Dans la majorité des cas, l'épiglotte ne présente aucune altération, et nous n'avons rencontré d'autres lésions que des rougeurs de peu d'importance; cependant quelques auteurs ont noté des ramollissements de la muqueuse et des ulcérations qui comprenaient parfois le fibro-cartilage. Deux fois, M. Louis a trouvé l'épiglotte recouverte de fausses membranes; sept fois elle était épaissie, rouge à son pourtour, plus ou moins ulcérée : le fibro-cartilage n'était pas seulement mis à nu, mais il avait subi, comme la membrane muqueuse, une véritable destruction.

Larynx. — Les altérations que l'on trouve dans le larynx sont de même nature que les précédentes, elles consistent en rougeur et ulcération de la muqueuse; cette dernière lésion est relativement assez rare. Cependant nous l'avons rencontrée une fois ; elle avait pour siége l'intervalle des cordes vocales inférieure et supérieure du côté droit, et était accompagnée d'œdème de la glotte.

Trachée et bronche. — Dans un grand nombre de cas, la muqueuse trachéale et bronchique a été trouvée d'un rouge vif qui ne disparaissait ni par le lavage ni par le raclage : c'est la seule lésion qui ait été observée dans cette partie des organes respiratoires.

Poumons. — Il est assez rare de rencontrer les poumons complétement sains dans la fièvre typhoïde : sur quatorze autopsies, nous ne les avons trouvés qu'une seule fois exempts de lésion. Dans les autres cas, il y avait constamment des signes de congestion diffuse ou sous forme de noyaux, quelquefois limitée à un seul côté, et pouvant ne pas s'étendre au delà de la moitié inférieure et postérieure des poumons, mais occupant souvent les deux poumons dont elle avait envahi la majeure partie.

Les altérations pulmonaires se présentent sous trois aspects différents : l'*engouement* simple, la *splénisation* et l'*apoplexie.*

1° *Engouement.* — Le poumon est d'un rouge foncé, son tissu crépite et résiste au doigt; si on l'incise et qu'on le presse, il laisse écouler un liquide rouge et aéré; plongé dans l'eau, il surnage encore ; mais ce qui différencie surtout cet état du premier degré de la pneumonie, c'est qu'on peut, par le lavage, lui rendre sa couleur et son apparence normale.

2° *Splénisation.* — Dans cette altération, le parenchyme pulmonaire présente une coloration foncée, presque noire ; il crépite très-peu, a perdu sa souplesse et est plus dense que l'eau : à l'incision, on voit s'écouler un sang brun, noirâtre, non aéré, mais il n'y a point de granulations sur la coupe.

3° *Apoplexie.* — Quelquefois on constate, dans le tissu pulmonaire ou à la surface, des noyaux apoplectiques plus ou moins nombreux, mais jamais bien considérables. Dans un cas que nous avons observé, la surface des poumons était parsemée, surtout à la partie déclive, de taches noires tranchant nettement sur un fond plus pâle, et limitant exactement au-dessous d'elles des noyaux apoplectiques parfaitement reconnaissables à la coupe.

Pour être exact, on doit dire qu'on rencontre quelquefois une véritable hépatisation avec granulations : c'est qu'alors la fièvre typhoïde s'est compliquée de pneumonie.

Plèvres. — Si on met de côté les adhérences et les autres traces de maladies anciennes, il ne reste à noter comme lésion pouvant dépendre de la fièvre typhoïde, que des épanchements séro-sanguinolents dont l'étendue et la fréquence sont excessivement restreints.

3° APPAREIL DE LA CIRCULATION.

Cœur. — Quelques auteurs ont noté une augmentation de volume du cœur ; nous croyons pouvoir expliquer ce fait par la dilatation des cavités. Cette dilatation, qui porte principalement sur le côté droit, est due au trouble apporté dans la petite circulation par les lésions pulmonaires. Il n'y a point hypertrophie des parois. Nous croyons avoir trouvé, au contraire, une diminution dans leur épaisseur, diminution que nous n'avons point mesurée exactement, mais qui nous a paru être très-notable. Le poids total du cœur, débarrassé du sang qu'il contient, s'est trouvé dans nos observations au-dessous de la moyenne physiologique.

Le tableau suivant montre quels ont été nos résultats :

Obs. 1. Femme, 20 ans, domestique, morte au 10ᵉ jour. 223 gram.
 — 2. Homme, 19 ans, sculpteur, mort au 17ᵉ jour.. 235 —
 — 3. Femme, 34 ans, brodeuse, morte au 19ᵉ jour.. 231 —
 — 4. Homme, 18 ans, charbonnier, mort au 43ᵉ jour. 203 —
 — 5. Femme, 25 ans, cuisinière, morte au 13ᵉ jour. 225 —
 — 6. Femme, 25 ans, journalière, morte au 25ᵉ jour. 239 —
 — 7. Homme, 23 ans, maçon, mort au 14ᵉ jour.... 289 —
 — 8. Homme, 18 ans, tôlier, mort au 45ᵉ jour..... 218 —
 — 9. Femme, 20 ans, domestique, morte au 15ᵉ jour. 210 —
 — 10. Homme, 20 ans, garçon d'hôt., mort au 25ᵉ jr. 209 —
 — 11. Fille, 19 ans, domestique, morte au 27ᵉ jour. 193 —
 — 12. Homme, 18 ans, journalier, mort au 17ᵉ jour. 235 —

Ces chiffres nous donnent un poids moyen de 226 grammes. Or, si nous admettons le chiffre moyen de 265 grammes, trouvé par M. Bouillaud, comme représentant la moyenne physiologique, nous voyons que dans nos observations le poids moyen du cœur a été inférieur de 29 grammes à ce qu'il est normalement. Cette différence, qui vaut la peine d'être notée, peut être due en partie à l'âge des sujets, dont la moyenne est de 21 ans, mais nous pensons que la maladie en est la raison principale.

Ce n'est pas la seule altération que présente le cœur : le plus souvent son tissu est décoloré, ramolli, soit dans sa totalité, soit en partie ; il est flasque à un tel point que chez plusieurs sujets il ne présente pour ainsi dire plus de forme déterminée, prend toutes celles qu'on lui donne et s'applatit sur la table où on le met. Sa cohésion est très-faible, il se laisse déchirer et pénétrer avec une extrême facilité. Nous avons pu dans un cas, en pétrissant les parois ventriculaires à travers le péricarde, les réduire facilement en bouillie. Enfin l'endocarde, imbibé par le sang altéré, prend souvent une coloration rouge-groseille qu'il est difficile de lui enlever par le lavage.

Vaisseaux. — Les lésions qui se rencontrent dans les vaisseaux sont de peu d'importance : quelques auteurs ont noté une rougeur de l'aorte et des autres artères ; il faut ajouter que l'on trouve très-souvent une dilatation des veines et sinus cérébraux qui sont gorgés de sang.

Le canal thoracique nous a paru presque toujours considérablement réduit de volume : après sa section il s'écoulait une très-petite quantité de liquide d'apparence séreuse.

Sang.—Une grande idée domine, chez les anciens, l'histoire des fièvres graves : c'est celle de l'altération du sang. Tous les auteurs ont admis, sans la préciser, une sorte de putridité, une dissolution particulière dont ils ont trouvé les caractères dans les propriétés physiques du liquide, mais c'est tout ce que leurs moyens d'investigations pouvaient leur permettre de reconnaître.

Les travaux récents de MM. Bouillaud, Andral et Gavarret sont venus confirmer les opinions traditionnelles.

a. *Du sang pendant la vie.* — Ici, nous nous trouvons dans un véritable embarras entre MM. Chomel, Forget, Grisolle et Louis, qui n'ont point rencontré, au moins dans les apparences extérieures, d'altération qui soit spéciale à la fièvre typhoïde, et MM. Beau, Bouillaud et Piorry qui affirment cette altération. Nous n'avons pas été élevé à l'école antiphlogistique et pour cela nous n'avons pas une expérience personnelle assez étendue pour nous prononcer à ce sujet ; nous croyons cependant à la lésion du sang. Il serait bien extraordinaire qu'on trouvât, comme nous le verrons, après la mort, un état si particulier du liquide sanguin, sans que cet état ait existé au moins en partie durant la vie. Il faut bien aussi qu'il y ait quelque chose de caractéristique pour que notre maître, M. Beau, puisse citer dans ses leçons l'exemple d'un ventouseur de l'Hôtel-Dieu qui diagnostiquait à première vue une fièvre typhoïde, d'après les caractères extérieurs que le sang présentait.

Nous croyons que la divergence d'opinion qui existe entre nos savants professeurs est due à ce que les uns ont examiné le sang des typhoïdés au début, alors que les altérations rencontrées par les autres à une période plus avancée de la maladie étaient encore peu apparentes ou présentaient des aspects différents.

Pour rendre compte des caractères physiques du sang dans la fièvre typhoïde, nous ne pensons pouvoir mieux faire que de citer textuellement les passages suivants de la *Clinique médicale de la Charité*, où M. Bouillaud les a décrits avec une exactitude remarquable : « Dans la période de l'entéro-mésentérite où les phénomènes inflammatoires l'emportent sur les phénomènes typhoïdes proprement dits ou putrides, le sang n'a pas encore notablement perdu de sa consistence, et le caillot peut se couvrir d'un couenne générale ou partielle, mais *jamais* dans cette période même de la maladie, le caillot n'éprouve de retrait notable, ne présente de rebords retroussés..... Dans la période de la maladie, où les phénomènes typhoïdes ou putrides sont tellement prononcés qu'ils absorbent pour ainsi dire en grande partie les phénomènes inflammatoires, le caillot du sang est constamment plus mou qu'à l'état normal, et cette mollesse susceptible de plusieurs degrés peut être telle que le sang ne forme plus qu'une pulpe diffluente, qu'un magma noirâtre comme si la portion plastique ou coagulable était dissoute et en quelque sorte délayée dans la sérosité..... A mesure que la dissolution du sang se prononce davantage, la sérosité se charge d'une plus grande quantité de manière colorante, et il peut enfin arriver un moment où, comme nous l'avons noté, le caillot et la sérosité sont confondus, pour ainsi dire, en une seule masse caillebottée, diffluente, et de la consistance d'un sirop épais. Ce ramollissement du sang est un phénomène aussi constant qu'aucun de ceux qu'on a considérés comme essentiels de l'état typhoïde. »

En suivant la clinique de M. Bouillaud, nous avons pu vérifier par nous-même, sur un certain nombre de saignées, l'exactitude de ces assertions : nous devons dire cependant que nous n'avons pas eu occasion de voir cette dissolution profonde du sang qui se rencontre à la fin de la maladie, parce qu'alors M. Bouillaud ne saigne plus.

Déjà Huxham, dans son *Traité sur les fièvres*, avait noté des caractères du sang analogues à ceux qu'a trouvés M. Bouillaud : « Le premier sang paraît fréquemment d'une *couleur vive*, celui qu'on trouve vingt-quatre heures après est communément, non pas toujours, livide, noir, et a peu de consistance ; celui d'une troisième saignée est livide, dissous et sanieux..... J'ai vu quelquefois la consistance du sang tellement détruite qu'il déposait au fond une poudre noire, semblable à de la suie, la partie supérieure était une espèce de sanie, une espèce de gelée d'un vert foncé et d'une consistance excessivement molle. »

Le sang est donc altéré dans la fièvre typhoïde. Mais de quelle nature est cette altération ? Pour répondre à cette question,

MM. Andral et **Gavarret** ont entrepris une série d'expériences. Voici quels ont été leurs résultats : « Dans la fièvre typhoïde, quelle que soit la période dans laquelle on examine le sang, on ne trouve jamais la fibrine élevée au-dessus de son chiffre physiologique ; elle le conserve assez souvent, mais souvent aussi elle s'abaisse au-dessous de lui, offrant ainsi une manière d'être inverse à ce qu'elle présente dans toutes les phlegmasies...,. La fièvre typhoïde est de toutes les maladies celle où nous avons vu le chiffre de la fibrine descendre le plus bas. »

Voilà qui est net et précis : il y a dans la fièvre typhoïde presque toujours une diminution de la fibrine du sang ; jamais celle-ci n'augmente, mais est-ce la seule altération ? Nous ne le croyons pas. Loin de nous la pensée de nier les progrès de la chimie moderne ; nous nous joignons à tous ses admirateurs pour constater ses immenses progrès. Mais qu'on donne au plus savant de tous les chimistes du sang de vérolé, alors que se produisent les accidents secondaires, preuve manifeste de l'infection, trouvera-t-il la lésion du sang, source certaine de toutes les manifestations morbides de la syphilis ? Lui-même conviendrait avec nous que tous ses moyens d'analyse sont insuffisants.

Les liquides et les solides de l'économie sont constitués en grande partie par des substances albuminoïdes, ayant presque la même composition chimique, se transformant les unes en les autres, sous l'influence de causes souvent légères, et cela avec une telle facilité que pour marquer cette tendance on les a nommées matières *protéiques*. Or il y a de ces matières protéiques qui en contact avec des substances isomériques ont la singulière faculté de les transformer, en leur donnant des propriétés différentes ou semblables à celles dont elles jouissent elles-mêmes. Il en est d'autres dont la seule présence suffit pour déterminer un dédoublement dans les combinaisons organiques. Qu'une de ces substances soit déposée ou produite dans le sang, aussitôt les transformations que nous venons de dire ont lieu, et comme il est besoin des matières albuminoïdes en qualité et en quantité déterminées, pour l'exercice régulier des fonctions vitales, celles-ci ne tardent pas à être troublées. Ces considérations nous donnent la clef de la production des maladies infectieuses, et en particulier de la fièvre typhoïde.

Nous reviendrons sur cette question dans un chapitre spécial.

L'observation directe qui, en faisant constater une fluidité particulière du sang dans la fièvre typhoïde, avait pressenti la diminution de la fibrine ; cette observation directe nous indique des altérations plus profondes encore. Déjà, sur le vivant, nous avons vu, dans la dernière période de la maladie, le sang décomposé se présenter sous l'aspect d'un magma noirâtre, quelquefois recouvert d'une couenne peu épaisse, verdâtre, semblable à de la graisse à peine figée ; nous allons trouver sur le cadavre ces lésions plus avancées encore et surtout plus fréquentes.

b. *Du sang après la mort.* — Quand nous avons fait des ouvertures cadavériques, le sang ne nous a pas toujours présenté les mêmes caractères physiques. Ordinairement il a une couleur jus de cerise ou jus de groseille, une fluidité remarquable, et c'est dans ce cas que nous avons noté l'imbibition et la coloration de l'endocarde. Mais souvent aussi on rencontre un degré d'altération plus avancé : les globules réunis en grumeaux noirs nagent dans un liquide roussâtre, légèrement teinté de vert foncé; le tout formant un mélange poisseux sur lequel on voit quelquefois des gouttes huileuses dont le nombre variable peut être assez grand.

Pour nous rendre compte de la nature de ces taches huileuses que nous avons rencontrées deux fois, nous les avons soumises à des essais desquels il résulte :

1° Qu'elles graissent le papier joseph à la manière des corps gras ;

2° Qu'elles sont insolubles dans l'eau ;

3° Qu'elles sont solubles dans l'éther et le sulfure de carbone.

Nous pensons ces caractères suffisants pour nous autoriser à dire que dans la fièvre typhoïde le sang subit quelquefois une altération graisseuse.

Avec ces modifications dans la nature du sang, nous avons remarqué une diminution notable dans sa quantité. Il nous est arrivé de faire des autopsies de malades ayant succombé à des fièvres typhoïdes longues, et d'être frappé du peu de sang contenu dans les vaisseaux ; les sujets n'ont pas été saignés, et cependant la destruction est telle que les tissus sont presque complétement exsangues, et que c'est à peine si l'on peut recueillir deux ou trois verres de sang.

4° APPAREIL DES SÉCRÉTIONS.

Glandes salivaires. — Nous avons examiné les glandes salivaires, mais nous n'avons pas constaté d'altération bien manifeste ; quelquefois nous avons trouvé ces organes congestionnés et rouges ; mais le plus souvent ils nous ont paru avoir un volume plus petit qu'à l'état normal ; les veines plus ou moins remplies de sang altéré formaient des arborisations qui se détachaient en violet foncé sur leur tissu décoloré. La parotide est la seule glande salivaire dans laquelle les auteurs aient constaté des lésions sur des sujets morts de la fièvre typhoïde. Ces lésions, correspondant à la complication qu'on a appelée parotide ou parotidite, sont constituées par des traces d'inflammation de la glande et des tissus environnants avec production de pus infiltré ou réuni en foyer.

Pancréas. — On n'a point encore indiqué d'altération du pancréas dans la fièvre typhoïde. Nous pensons cependant qu'en sa qualité de glande abdominale il doit au moins subir le contre-coup des lésions voisines. Des recherches consciencieuses et spéciales sur cet organe seraient très-intéressantes ; nous n'avons pu les entreprendre ; mais nous sommes persuadé qu'elles ne peuvent manquer de nous conduire à un résultat.

Foie. — Chacun sait que pour notre maître, M. Beau, la fièvre typhoïde n'est point autre chose qu'une affection du foie, dont les fonctions sont profondément modifiées. Depuis trois ans que nous suivons assidûment les leçons du savant médecin de la Charité et que notre attention a été fixée sur ce point, nous n'avons jamais manqué d'examiner avec le plus grand soin l'état du foie dans nos autopsies. Nous avons entrepris une série d'analyses et de recherches dont nous allons exposer les résultats ; mais d'abord nous croyons nécessaire de produire la partie de nos observations où sont décrites les altérations de la glande hépathique.

OBSERVATION Ire. — G...., domestique, âgée de 20 ans, entrée à l'hôpital de la Charité, salle Sainte-Marthe, n° 34. Taille moyenne.

Morte au dixième jour d'une fièvre typhoïde à prédominance thoracique ; point d'épistaxis ni de gargouillements. Symptômes thoraciques très-marqués ; taches lenticulaires.

On trouve à l'autopsie une grande quantité de follicules isolés à l'état granuleux ; cinq plaques de Peyer ulcérées.

Le foie est manifestement volumineux, gorgé de sang, et présente une coloration uniforme d'un rouge plus foncé qu'à l'état normal. Son tissu est de faible consistance et se laisse facilement pénétrer par le doigt. La vésicule biliaire contient environ 15 gr. d'une bile fluide et de couleur vert-brun ; sa membrane muqueuse est un peu rouge, mais elle n'est pas ulcérée.

Obs. II. — Raymond G..... 19 ans, sculpteur, entré à la Charité, salle Saint-Louis, n° 15, le 9 février 1863, pour une fièvre typhoïde à forme pectorale. Il est alité depuis huit jours ; démarche vacillante, épistaxis, gargouillements, taches rosées, etc. — Mort le 17 février, au dix-septième jour de la maladie.

A l'autopsie, on trouve dans l'intestin une quantité considérable de plaques gaufrées : deux sont ulcérées.

Le foie est volumineux (diamètre transverse, 31 centimètres ; antéro-postérieur, 25 cent. ; vertical, 8 cent.). Son tissu est considérablement décoloré, friable, et présente une coupe assez lisse. On rencontre çà et là, surtout à la surface, des plaques plus décolorées et d'apparence graisseuse, dans lesquelles l'analyse a démontré une quantité de matières grasses s'élevant à 6 0/0. Au microscope nous avons vu une grande quantité de vésicules graisseuses dans les cellules hépatiques ; aucune de ces cellules n'est déformée.

Obs. III. — C..., âgée de 34 ans, brodeuse, entrée à la Charité, salle Sainte-Marthe, n° 29, le 16 mars 1863. Fièvre typhoïde abdominale, symptômes typhoïques très-développés, gargouillement iliaque, taches rosées, sang dans les selles. — Morte le dix-neuvième jour.

L'autopsie révèle un grand nombre de plaques de Peyer ulcérées.

Foie de volume à peu près normal (diamètre transverse, 26 centimètres ; antéro-postérieur, 20 cent. ; vertical, 6 cent. 1/2), mais de couleur très-pâle. Son tissu a perdu sa consistance et se laisse facilement pénétrer par les doigts. Matières grasses, 11 0/0 ; les cellules hépatiques renferment tellement de granulations graisseuses, que plusieurs ont perdu leur forme primitive polygonale.

Obs. IV. — Guillaume C...., âgé de 18 ans, charbonnier, entré à l'Hôtel-Dieu, salle Saint-Louis, n° 13, le 21 mai 1864. Fièvre typhoïde thoraco-abdominale compliquée d'otite ; gangrène d'un vésicatoire ; sang dans les selles. Mort au trente-cinquième jour.

Grand nombre de plaques de Peyer ulcérées et en voie de cicatrisation.

Foie d'un volume assez réduit (diam. trans., 23 ; antéro-post., 17 1/2 ; vertic., 18). — Couleur jaunâtre très-marquée ; se réduit en pulpe assez facilement ; la coupe en est sèche et graisseuse. Cellules hépathiques en grande partie remplies de granulations graisseuses. L'analyse a donné 9 0/0 de matière grasse.

Le liquide contenu dans la vésicule biliaire peut être comparé au serum du sang.

Obs. V. — B..... (Modeste), âgée de 25 ans, cuisinière, entrée à l'hôpital de la Charité, le 7 juin 1864, salle Saint-Vincent, n° 3. Fièvre typhoïde abdominale. Délire et symptômes cérébraux marqués. Constipation, ballonnement considérable du ventre, taches lenticulaires. Morte vers le dix-huitième jour de la maladie.

A l'*autopsie* : foie petit (diam. trans., 21 ; antéro-post., 18 ; vert., 7) ; son tissu est de consistance assez ferme et de couleur jaune-paille ; il ressemble tout à fait au foie gras des phthisiques. Le microscope a montré une grande quantité de vésicules graisseuses dans l'intérieur des cellules hépatiques.

L'analyse chimique nous a donné 13 0/0 de matière grasse, à odeur pénétrante et très-désagréable.

La vésicule biliaire contient 21 grammes de bile claire, de couleur jaune-ocre ; la muqueuse de la vésicule est rouge et enflammée, mais sans ulcérations.

Obs. VI. — L. .... (Marie), âgée de 25 ans, journalière, entrée à l'Hôtel-Dieu, le 8 juin 1864, salle Sainte-Monique, n° 23.

Fièvre typhoïde à forme cérébro-abdominale. Morte le 25 juin, environ au vingt-cinquième jour de la maladie.

Autopsie : Plaques de Peyer altérées à divers degrés.

Le foie est un peu volumineux, son tissu un peu décoloré est très-friable.

La bile contenue dans le vésicule est peu abondante (environ 8 à 10 grammes) très-fluide et de couleur claire.

Obs. VII. — L..... (Léonard), 23 ans, maçon, entré à l'Hôtel-Dieu, salle Sainte-Jeanne, n° 71. Fièvre typhoïde légère, sans prédominance ; le malade sort convalescent et rentre huit jours après, le 20 juin 1864, avec une rechute. Mort subite.

Plaques de Peyer en grand nombre, presque toutes cicatrisées ou à peu près ; deux plaques sont ulcérées récemment.

Foie volumineux (diam. transv., 29 ; antéro-post., 20 ; vert., 9); tissu généralement rouge ; mais on trouve çà et là des noyaux moins colorés ; consistance moindre qu'à l'état sain.

La vésicule biliaire est gorgée de bile roussâtre, dont la quantité est d'environ 30 grammes.

Obs. VIII. — O..... (Prosper), âgé de 18 ans, tôlier, entre à la Pitié, salle Saint-Paul, n° 40, le 21 juin 1864. Fièvre typhoïde, prédominance thoracique, gargouillement et douleur dans la fosse iliaque droite; pétéchies; râles sibilants et respiration bronchique dans les deux poumons. Mort le 15 août.

Autopsie. Le foie a un volume assez réduit ; il a subi une décoloration très-manifeste ; son tissu est friable et offre une coupe assez lisse ; les granulations hépatiques ne sont pas saillantes ; elles présentent toutes la même couleur, qui est d'un jaune-brun. Au microscope on voit de nombreuses granulations graisseuses dans les cellules hépatiques : l'analyse a donné 9 0/0.

On trouve dans la vésicule environ 15 grammes d'une bile jaunâtre et trouble.

Dans l'intestin : plaques de Peyer à divers états.

Obs. IX. — B..... (Angélina), âgée de 20 ans, domestique, entrée à la Charité, le 23 juillet 1864, salle Saint-Vincent, service de M. N. Guillot. Fièvre typhoïde, d'abord légère, puis apparaissent des symptômes adynamiques, qui deviennent rapidement mortels. Mort le 31 juillet, au vingt-cinquième jour.

L'intestin contient une quantité considérable de follicules isolés ou agminés à divers degrés d'altération ; leur nombre augmente surtout dans le voisinage de la valvule de Bauhin, où ils sont véritablement confluents.

Le foie est environ d'un tiers plus petit qu'un foie moyen ; il est pâle et friable.

La vésicule renferme environ 15 grammes d'un liquide un peu trouble et de couleur jaune de chrome.

Le tissu du foie, vu au microscope, présente des granulations graisseuses accumulées dans les cellules ; il contenait 9 0/0 de graisse.

Obs. X. —T..... (Emile), âgé de 20 ans, garçon d'hôtel, entré à la Charité le 6 novembre 1864, salle Saint-Charles, n° 9, service de M. N. Guillot. Fièvre typhoïde à prédominance pectorale ; gargouillement et douleur iliaque; taches lenticulaires; râles sibilants, et souffle bronchique dans la poitrine. Mort le 25 novembre, au vingt-cinquième jour de la maladie.

Autopsie, 32 heures après la mort. Foie volumineux (diam. transv., 30; antéro-post., 21 1/2; vertical, 8 1/2), coloration jaune pâle à la surface, gris rosé à l'intérieur; le tissu de l'organe n'a pas diminué de densité, il n'est pas plus friable. On aperçoit au microscope un grand nombre de vésicules graisseuses dans l'intérieur des cellules et dans les espaces intercellulaires. L'analyse du tissu a produit 12 0/0 de matières grasses.

La vésicule biliaire contient 21 grammes d'une bile jaune et très-fluide.

Plaques de Peyer altérées dans l'iléon.

Obs. XI. —L..... (Léonie), âgée de 16 ans, domestique, entrée à l'hôpital de la Charité, le 12 novembre 1864, salle Sainte-Anne, service de M. N. Guillot. Fièvre typhoïde à prédominance thoracique; symptômes typhoïdes très-développés ; gargouillement et douleur iliaque; pas de taches rosées ; râles sibilants. Mort le 25 novembre au vingt-septième jour environ de la maladie.

A l'*autopsie*, on trouve dans l'intestin grêle 17 plaques de Peyer altérées, 9 sont ulcérées profondément.

Foie. Un peu augmenté de volume, gorgé de sang et de consistance presque normale ; sa couleur, qui ne semble pas altérée tout d'abord, devient très-pâle par le lavage.

La vésicule biliaire, ulcérée en deux endroits, contient 28 grammes de bile roussâtre et trouble.

Obs. XII. — L..... (Jean), âgé de 18 ans, journalier, entré le 17 novembre 1864 à l'Hôtel-Dieu, service de M. Grisolle, pour une fièvre typhoïde bénigne. Récidive. Péritonite par perforation vers le quinzième jour. Mort le 26 novembre.

Autopsie. Perforation de l'iléon sur une plaque de Peyer ulcérée à 28 centimètres de la valvule de Bauhin ; éruption confluente des follicules.

Le foie est d'un volume à peu près normal, un peu friable et jaunâtre.

La vésicule biliaire contient 19 grammes d'un liquide jaune pâle, peu épais, qui dépose au fond du vase des grumeaux de matière blanchâtre.

On voit, d'après ce qui précède, que nous avons toujours trouvé dans le foie des lésions qui portent sur son volume, sa couleur, sa consistance et sa composition.

1° *Volume.* — On peut examiner le foie durant la vie au moyen de la percussion ; nous avons pu constater ainsi que, dans la majorité des cas, le foie présente, au début de la fièvre, un volume plus grand que celui qu'il aura plus tard, de telle façon que ce volume, d'abord au-dessus de la moyenne, passe par l'état normal pour devenir plus petit dans certains cas.

A l'*autopsie,* la glande hépatique nous a présenté un volume plus grand qu'à l'état normal dans la moitié des cas observés (obs. 1, 2, 6, 7, 10, 11). Deux fois il était normal ou à peu près (obs. 3, 12). Quatre fois, plus petit (obs. 4, 5, 8, 9). Nos observations sont en nombre insuffisant pour nous donner les lois que suivent ces variations. Nous devons dire cependant que nous n'avons point trouvé de foie réduit quand la maladie était de moins de dix-huit jours, ce qui semble indiquer que la diminution de volume ne se rencontre qu'après une maladie longue.

2° *Couleur.* Le tissu du foie présente une couleur assez variable ; le plus souvent il est pâle et décoloré ; d'autres fois, surtout lorsque la maladie a été rapidement mortelle, il a une coloration à peu près normale.

3° *Consistance.* La consistance du foie est généralement diminuée ; deux fois seulement nous l'avons trouvée ce qu'elle est lorsque l'organe est sain ; dans les autres cas elle était moindre, le tissu hépatique se laissait pénétrer par le doigt sans présenter de résistance très-notable.

4° *Composition.* Pour nous rendre un compte exact des altérations qui précèdent, nous avons soumis le tissu du foie à l'examen microscopique. Nous dirons d'abord que ce tissu ne présentait pas toujours à la coupe l'aspect granulé qu'on rencontre ordinairement ; cette coupe était souvent lisse et sèche, parfois le scalpel qui l'avait faite était huileux et ne se laissait plus mouiller facilement. Nos recherches microscopiques ont porté sur les sujets des observations 2, 3, 4, 5, 8, 9, 10. Constamment nous avons trouvé dans les cellules hépatiques un certain nombre de vésicules graisseuses, quelquefois la cellule en était tellement remplie qu'elle était déformée ; dans les autres cas il y en avait une moindre quantité, mais toujours plus qu'à l'état normal, où on ne trouve que deux ou trois de ces granulations. Nous avons aussi observé des vésicules graisseuses dans l'espace intercellulaire ; nous ne pouvons pas affirmer qu'elles y aient pris naissance, car elles nous ont paru libres et proviennent peut-être des cellules hépatiques déchirées, nous nous bornons à constater le fait.

Nous pouvons dès à présent conclure que chez les individus qui succombent à la fièvre typhoïde, il se forme dans le foie une production anormale de matières grasses. Pour en déterminer la quantité nous avons soumis le foie à des essais dont les résultats ont confirmé ceux de nos précédentes recherches. Nos opérations simples et en rapport avec notre peu d'habitude des analyses organiques, consistent uniquement dans l'action de certains dissolvants spéciaux des corps gras. Les matières à essayer, préalablement réduites en pulpe et desséchés, sont traitées en quantité déterminée, par l'éther et le sulfure de carbone ; on filtre et on évapore la dissolution au bain de sable, le résidu donne en poids la quantité de graisse contenue dans les matières essayées.

Nous avons noté à la suite de chaque observation les résultats de nos essais: on y voit que la quantité de graisse contenue dans les foies analysés a varié de 6 à 13 0/0; elle a donc été dans tous les cas bien au-dessus de la moyenne normale qui est d'après Kolliker de 4 0/0. Il est juste de dire que nous n'avons essayé que les foies dont l'apparence nous indiquait une altération profonde, parce que nous avons craint qu'une altération trop légère n'échapât à nos moyens imparfaits. Nous n'avons pas isolé toute la graisse, il en est resté dans les matières que nous n'avons pas épuisées par des lavages successifs; nos chiffres sont donc des *minima*. Nous les croyons parfaitement suffisants pour démontrer l'altération graisseuse.

La stéatose du foie dans la fièvre typhoïde a été étudiée dernièrement dans une thèse excellente, par M. le Dr Chedevergne. Bien qu'il n'en rapporte que cinq exemples, et qu'il n'ait pas rencontré dans les ouvrages de faits semblables aux siens, cette altération est cependant assez commune. Beaucoup d'auteurs ont indiqué une coloration jaune particulière du tissu du foie : M. Louis, entre autres, à trouvé souvent cet organe *mollasse* et *plus ou moins pâle;* ce sont là évidemment des degrés de l'infiltration graisseuse; celle-ci a du reste été plusieurs fois signalée nettement, on pourra s'en convaincre par les citations suivantes :

Une jeune fille, âgée de 15 ans, atteinte de fièvre typhoïde, succombe à une perforation survenue au trentième jour; le foie, d'un volume normal, est généralement d'un rouge brun, mais par places, d'un jaune pâle et infiltré de graisse (*Anatomie pathologique,* Lebert, tome II, p. 307).

Une femme de 29 ans, domestique ; morte dans une rechute de fièvre typhoïde. Foie volumineux, gras dans toute son étendue, tissu jaune pâle, les cellules du foie sont en majeure partie remplies de graisse et méconnaissables (id., tome II, p. 308).

Le foie est volumineux et d'apparence graisseuse (Forget, entérite folliculeuse; obs. 60).

Vésicule biliaire. La membrane muqueuse de la vésicule a été trouvée rouge, ramollie et ulcérée ; on a même noté des perforations à ce réservoir ; nous n'avons rencontré d'altérations que deux fois : dans le premier cas il y avait une rougeur de la muqueuse, dans le second il existait une petite ulcération.

Bile. Le liquide contenu dans la vésicule biliaire nous a rarement présenté un aspect normal ; il a presque toujours été fluide et décoloré ; quelquefois il ressemblait à de la sérosité plus ou moins troublée par des flocons de mucus ou de pus. Sa quantité a varié entre 10 et 30 grammes ; généralement la vésicule en contenait fort peu.

Orfila après avoir analysé la bile d'un individu mort d'une fièvre bilieuse grave avait observé : « que la matière résineuse était évidemment altérée, car elle avait une saveur excessivement amère et âcre : il suffisait d'en mettre un atome sur la lèvre pour faire naître des ampoules excessivement douloureuses. » (*Traité de chimie*, tome III, page 48.)

Morgagni rapporte qu'il vit périr presque subitement deux pigeons, dans l'organisme desquels il avait, par une piqûre, introduit de la bile altérée par la fièvre typhoïde.

Pour compléter ces expériences nous nous sommes soumis nous-même à l'action de la bile : nous avons recueilli avec soin le contenu de la vésicule biliaire dans les autopsies des obs. 5, 9, et 11 citées plus haut, nous l'avons mélangée avec parties égales de glycérine, dans le but d'empêcher son altération ultérieure, et nous nous sommes appliqué, pendant plusieurs jours de suite, une compresse imbibée du liquide, à la partie interne du bras. Dans les 3 cas, après un temps qui a varié de 4 à 7 jours, il est venu, là où la compresse était appliquée, une démangeaison presque insupportable avec rougeur et chaleur très-marquées. Nous n'avons éprouvé de symptômes généraux que dans le troisième cas dont nous allons donner la relation complète. Les autres fois, après avoir épuisé notre liquide, nous avons pu faire disparaître facilement les symptômes locaux avec de simples lotions d'eau tiède.

Dans l'observation 11, l'autopsie nous a donné 28 grammes d'une bile trouble et roussâtre que nous avons mélangée avec 30 grammes de glycérine. Le 26 novembre au soir, une compresse en coton, pliée en quatre, de manière à présenter une surface de 5 centimètres carrés, et imbibée du mélange, est appliquée à la partie interne du bras gauche, où elle est maintenue, avec une plaque à pansement. Le lendemain et les jours suivants la compresse est renouvelée trois fois par jour. Dans la journée du 1ᵉʳ décembre il s'est manifesté une rougeur légère, accompagnée d'un peu de tension et d'une sensation de chaleur brûlante à l'endroit de la compresse.

Le 2 chacun des phénomènes précédents s'est exagéré et il est survenu pendant la nuit un peu de démangeaison.

Le 3, la peau, sous la compresse, présente çà et là de petites vésicules, dont la plus grosse atteint à peine le volume d'un grain de millet ; elles sont remplies d'un liquide trouble, jaunâtre. Deux de ces vésicules se sont ouvertes spontanément dans la journée ; il n'y a point d'engorgement ganglionnaire ; le soir, la démangeaison, qui est devenue une véritable douleur, est tellement intolérable que nous avons suspendu, pendant quelques heures, l'application des compresses, et nous avons fait des lotions d'eau tiède.

Le 4, au matin, malgré un léger malaise, nous reprenons les compresses ; vers le soir quelques coliques, une selle demi-liquide et des malaises plus grands nous font penser qu'il est prudent de suspendre nos applications. Nous n'avons plus du reste assez de bile pour continuer l'expérience.

Pendant la nuit, agitation continuelle. Le 5, pouls à 115, quelques nausées, diarrhée très-liquide accompagnée de coliques, céphalalgie légère : c'en était assez pour nous faire craindre une intoxication.

Le lendemain 6, la diarrhée, les coliques et les nausées avaient cessé, le pouls était à 89 ; mais il restait encore de la céphalalgie et du malaise. Ces symptômes cessèrent bientôt.

Les faits qui précèdent nous paraissent assez concluants pour nous faire affirmer l'altération de la bile et son action délétère. Nous aurions voulu continuer ces recherches, mais nous n'avons pu le faire jusqu'à présent.

Rate. La rate est constamment malade ; elle nous a offert de l'engorgement, de la diminution de consistance et un changement de couleur. Avec un peu d'attention, on peut constater l'engorgement par la percussion dès le 5ᵉ ou 6ᵉ jour de la maladie ; cet engorgement donne à l'organe un volume 2, 3 et 4 fois plus grand que le volume normal, et diminue ordinairement vers la quatrième semaine. Nous l'avons vu cependant persister jusque après le deuxième mois. Pendant tout ce temps il y a presque toujours une diminution de consistance ; la rate est ramollie à divers degrés, jusqu'à se réduire en bouillie, sous l'influence de la moindre pression, et son tissu a pris une couleur lie de vin très-prononcée.

Reins. Nous avons examiné les reins avec le plus grand soin sur tous les sujets que nous avons ouverts ; mais nous devons dire que dans plus de la moitié des cas nous n'avons point reconnu d'altération bien marquée : le tissu de l'organe était seulement un peu congestionné. Dans 5 cas il avait manifestement changé de couleur ; mais cette altération ne fut bien apparente que deux fois ; alors la substance corticale ne pouvait plus se distinguer des pyramides, la masse tout entière était flasque et décolorée. Était-ce un commencement de transformation graisseuse ? Nous sommes d'autant plus tenté de le croire qu'on en a cité plusieurs cas, mais nous ne pouvons l'affirmer.

§ II. — **Organes des relations**.

1° APPAREIL DU MOUVEMENT.

Os. Nous avons examiné les os chez les sujets ayant succombé à la fièvre typhoïde, toutes les fois que cela nous a été possible. Mais on comprendra que nos recherches ont dû être très-bornées, à cause des mutilations qu'elles exigent. Nous n'avons pas observé de lésions nombreuses dans les tissus osseux ; les plus ordinaires sont des taches rouges sous-périostiques. Ces taches, que nous avons rencontrées assez souvent sous la dure-mère, dans les os du crâne, sont de grandeur variable, et paraissent dues à une infiltration sanguine ; elles deviennent plus pâles, mais ne disparaissent point par des lavages successifs.

Une fois, nous avons trouvé un véritable foyer hémorrhagique dans les cellules spongieuses de l'extrémité inférieure du fémur droit. Chez le même sujet, la substance médullaire du fémur nous a semblé plus liquide, et moins colorée qu'à l'ordinaire,

Muscles. On admet généralement que dans la fièvre typhoïde les muscles sont rouges ; c'est ce que nous n'avons jamais observé.

Dans nos autopsies, ils étaient ordinairement flasques et décolorés. Nous n'avons jamais trouvé d'hémorrhagie interstitielle. Nous n'avons pas examiné les muscles au point de vue de la transformation graisseuse.

Cette altération, dont l'existence est affirmée par plusieurs auteurs, nous paraît très-possible, et tout à fait en rapport avec les caractères extérieurs que nous avons observés.

Système nerveux. Les auteurs classiques sont généralement d'accord pour n'accorder que peu d'importance aux lésions du système nerveux, parce que ces lésions sont le plus souvent légères en apparence. On n'a pas assez remarqué que dans des organes aussi délicats, il suffit d'une petite altération pour produire de grands désordres fonctionnels. Selon nous, les lésions nerveuses sont le plus souvent parfaitement en rapport avec les symptômes. Quelque petites qu'elles soient du reste, nous pensons qu'il faut toujours en tenir compte, et que pour juger de leur valeur il ne faut pas les considérer seulement en elles-mêmes, mais aussi par rapport à l'organe qu'elles affectent.

Pour étudier les altérations nerveuses, nous les rechercherons non-seulement dans les cas ordinaires, mais aussi et surtout dans les prédominances cérébro-spinales. Que dirait-on de celui qui pour examiner les plaques de Peyer choisirait de préférence la forme de la maladie où elles sont le moins altérées ? C'est pourtant ce qui se fait pour les lésions nerveuses. Si les symptômes nerveux s'exagèrent, on dit que ce n'est pas une fièvre typhoïde, mais une méningite ; sans doute il y a méningite, il y a quelquefois aussi encéphalite et myélite, mais il y a aussi et toujours des plaques de Peyer.

Nous examinerons les méninges, l'encéphale et la moelle épinière.

A. *Méninges.* —Dans le plus grand nombre des cas, quand on a enlevé la voûte osseuse, on trouve les sinus de la dure-mère distendus par du sang noir ; la membrane fibreuse elle-même ne présente pas de lésions. Il n'en est pas de même de l'arachnoïde : son feuillet pariétal est ordinairement sain, mais son feuillet viscéral offre à noter des altérations diverses : tantôt c'est une opalescence plus ou moins marquée, disposée par plaques ordinairement situées à la partie supérieure du cerveau et d'une étendue de quelques centimètres carrés ; tantôt c'est un véritable épaississement avec perte de transparence ; tantôt enfin on observe quelques taches hémorrhagiques.

Le tissu cellulaire sous-arachnoïdien est le plus souvent infiltré de sérosité dont la couleur est variable. D'après M. Longet, ce liquide est rougeâtre comme dans le scorbut. La pie-mère est généralement injectée et sillonnée par des arborisations rouges, mais plus souvent dans la cavité crânienne que dans celle du rachis. On rencontre aussi des fausses membranes d'épaisseur et d'étendue variables, plus ou moins molles et de couleur verdâtre, déposées à la surface du cerveau, spécialement près des scissures de Sylvius, en avant de la protubérance annulaire, derrière le chiasma des nerfs optiques, dans l'espace interpédonculaire. M. Louis a rencontré deux fois de ces fausses membranes. *Chez deux sujets*, dit-il, l'arachnoïde *est tapissée à la partie supérieure du cerveau, par une fausse membrane extrêmement molle.*

Nous n'avons point vu, dans les méninges, de lésions plus avancées que celles que nous venons de décrire, mais nous avons trouvé des exemples de lésions bien autrement graves dans deux thèses inaugurales : la première (1851), sur le diagnostic différentiel de la fièvre typhoïde, par le Dr Poulet, contient deux cas de fièvre cérébro-spinales (obs. 3 et 4), où il n'y a plus seulement de légers exsudats plastiques, mais production de pus verdâtre, dont les globules nagent dans la sérosité sous-arachnoïdienne et ventriculaire, ou se sont déposés sur le cerveau, le cervelet et la protubérance annulaire. Dans l'un de ces cas, la moelle est enveloppée comme par un manchon pseudo-membraneux, d'une épaisseur de 2 à 3 millimètres. La seconde thèse (*De la Méningite cérébro-spinale épidémique*. Michaux, 1852) renferme 4 observations (2, 3, 6, 7) de méningite dont les symptômes et surtout les lésions intestinales ne nous laissent aucun doute sur le caractère de l'affection. Ce sont encore des exemples de fièvres typhoïdes cérébro-spinales, où l'autopsie a démontré des productions purulentes dans le système nerveux.

b. *Encéphale.* — Les lésions des centres nerveux ne sont ni aussi fréquentes, ni aussi profondes que celles des méninges. Au lieu d'avoir la coloration grise qui lui est propre, la substance corticale est plus ou moins rose ; sa consistance est diminuée, et elle adhère quelquefois à la pie-mère de telle façon qu'on la déchire en enlevant celle-ci.

La substance blanche est ordinairement assez ferme, mais elle présente à la coupe un piqueté de sang qui révèle sa congestion. M. Louis cite un cas où les couches optiques étaient manifestement ramollies. Quelquefois, les ventricules latéraux renferment deux ou trois cuillerées de sérosité dont la transparence peut être troublée par des globules de pus.

c. *Moelle épinière.* — Nous avons déjà vu que les méninges spinales sont souvent plus ou moins congestionnées ou enflammées. La moelle peut participer à cette altération : c'est ainsi que dans plusieurs cas on l'a trouvée rouge, ramollie, et baignant plus ou moins dans de la sérosité purulente.

2° APPAREIL DES SENSATIONS.

Organes de la vue. — Il n'est pas rare de trouver dans la fièvre typhoïde la conjonctive rouge et enflammée. Souvent aussi on nous a montré, à l'ophthalmoscope, des arborisations congestives à la surface de la rétine ; enfin, nous avons rencontré une fois une ulcération manifeste de la cornée.

Organes de l'ouïe. — On a constaté des lésions de l'oreille chez un grand nombre de sujets qui avaient présenté, durant la vie, des troubles marqués de l'audition. C'est surtout dans le rocher et les cellules mastoïdiennes que se trouve le siége principal du mal. Si on ouvre la partie de l'os la plus malade, on trouve une cavité anfractueuse presque entièrement remplie par une substance noirâtre, mélangée de pus, qui, examinée au microscope, présente un détritus d'os en lamelles ou petits fragments, des globules de sang plus ou moins altéré, et des globules de pus. L'os tout entier est d'une fétidité extrême et a une odeur analogue à celle de la gangrène. Chez un sujet que nous avons observé et qui mourut au cinquante-cinquième jour de la maladie, la membrane du tympan était perforée, les osselets détachés étaient tombés dans l'oreille interne, laquelle était remplie, ainsi que les cellules mastoïdiennes, d'une matière purulente de couleur roussâtre.

Ces lésions ont été surtout étudiées par le Dr Passavant, qui les regarde comme spéciales à la fièvre typhoïde, parce qu'il ne les a jamais observées dans les autres maladies.

Organes du goût. — Nous avons déjà décrit les altérations de la langue, qui est l'organe spécialement affecté à la gustation ; nous n'y reviendrons pas.

Organes du toucher. — La peau est le siége de diverses éruptions que nous décrivons au chapitre de l'anatomie pathologique, parce qu'elles nous paraissent être une véritable altération de tissu. Ces éruptions consistent dans l'apparition pendant la vie de plusieurs sortes de taches qui ont été distinguées en taches rosées lenticulaires et en pétéchies.

Les *taches rosées lenticulaires ou taches typhoïdes* sont de petites papules arrondies, de couleur variant du rose pâle au rouge foncé, légèrement saillantes au-dessus de la peau, disparaissant sous la pression pour reparaître bientôt, et dont le diamètre varie de 1 à 5 millimètres. On les rencontre ordinairement sur la peau de l'abdomen, en avant du thorax, quelquefois sur les cuisses et les bras. Après quatre ou cinq jours d'apparition, ces taches pâlissent et disparaissent peu à peu sans laisser aucune trace ; elles s'effacent tout simplement et sans qu'il y ait desquamation. Leur production se fait par poussées successives, de telle sorte qu'on en rencontre en même temps à divers degrés de leur évolution, et que la période de leur apparition peut durer jusqu'à plus de quinze jours. Les taches rosées se montrent ordinairement du cinquième au septième jour de la maladie, quelquefois on les a vu paraître plus tard ; leur quantité est très-variable, et on remarque qu'elle n'est pas en raison directe de la gravité de la maladie. Les auteurs ne sont pas d'accord sur leur fréquence : nous les avons vu manquer quelquefois, mais nous regardons cependant leur apparition comme un des symptômes les plus constants de la fièvre typhoïde ; c'est aussi un symptôme spécial, car nous ne connaissons pas d'autres maladies dans lesquelles on les ait signalées.

Les *pétéchies* sont de véritables ecchymoses, de couleur plus ou moins violette ou noire, sans saillie au-dessus de la peau, ne disparaissant pas par la pression, et de dimension variable, depuis un pointillé semblable à des piqûres de puce, jusqu'à plus d'un centimètre de diamètre.

Les anciens ont parfaitement distingué les pétéchies des taches rosées; ils appelaient les premières *pulicum* parce qu'elles ressemblaient à des piqûres de puce, et désignaient les secondes du nom de *culicum* parce qu'elles ont plutôt l'apparence de piqûres de moucheron. Les pétéchies occupent à peu près indistinctement toutes les parties du corps, il nous a semblé cependant qu'elles paraissaient plus particulièrement sur les membres : elles se présentent sous trois aspects différents que nous désignerons d'après leur coloration en taches *violettes*, taches *bleues*, taches *ombrées*. Ces variétés de coloration sont dues à ce que les taches sont situées plus ou moins profondément dans l'épaisseur du derme. Les pétéchies ne sont pas très-fréquentes, et quand elles existent elles ne sont nombreuses que dans la forme *pulicum*. Les anciens leur attribuaient une gravité qu'elles n'ont pas généralement : cependant nous avons vu un cas (obs. 7) dans lequel, le malade ayant eu une fièvre typhoïde des plus légères, il survint pendant la convalescence une rechute en apparence peu grave, dans laquelle parut une éruption des plus confluentes de pétéchies semblables à des piqûres de puce ; le malade succomba subitement.

Il existe une autre éruption spéciale dont l'histoire a été faite particulièrement par M. Piorry, et qui paraît à la région sacrée, aux deux fesses, et même aux cuisses. Elle se présente sous la forme de petites pustules isolées et peu nombreuses, remplies d'un liquide plus ou moins trouble, occupant souvent un bulbe pileux, entourées d'une petite auréole rouge, et ressemblant à des pustules d'echtyma ; si on suit la marche de l'éruption, on voit dans certains cas le liquide de la pustule se résorber et celle-ci disparaître après une légère desquamation.

D'autres fois, la peau s'amincit vers le sommet de la pustule et s'ulcère, il s'échappe un liquide purulent, et si une pression continue porte sur l'ulcération, la gangrène s'étend et il se forme une de ces eschares terribles dont l'existence entraîne presque toujours la mort.

Notre maître, M. Beau, attribue ces pustules à l'action irritante du liquide diarrhéique, car on les observe principalement chez les femmes et les individus à peau fine, lorsque les malades font sous eux et qu'ils sont mal nettoyés : il en a observé dans ces derniers cas jusqu'à la nuque et aux talons.

Pour être complet, nous mentionnons encore, dans certains cas, des éruptions de sudamina ; mais on sait qu'ils paraissent également dans beaucoup d'autres maladies : nous les avons du reste observés très-rarement dans la fièvre typhoïde.

§ III. — **Appareil de la reproduction.**

Les organes génitaux ne sont pas ordinairement altérés dans la fièvre typhoïde ; on a cité quelques exemples de gangrène des parties externes et d'engorgement de la muqueuse utérine, ces faits sont trop rares pour que nous les prenions en grande considération.

On voit, d'après ce qui précède, que dans la fièvre typhoïde, presque tous les organes présentent des lésions. Les grands appareils de la digestion, de la circulation, de la respiration et de l'innervation sont plus ou moins profondément atteints : mais il n'en est point dont les altérations soient aussi constamment visibles que celui de la digestion.

Nous avons presque toujours trouvé la lésion des follicules ; tous les auteurs la regardent comme constante, et M. Louis, dont l'autorité est si grande en pareille matière, est tellement convaincu de cette constance, qu'il n'hésiterait pas à rejeter le diagnostic de fièvre typhoïde, si, après avoir observé tous les symptômes de cette maladie, on ne rencontrait pas de plaques de Peyer.

Cependant on cite des cas de fièvre typhoïde sans lésion intestinale : quoique nous n'en ayons jamais vu d'exemple, nous ne contesterons point l'authenticité de ceux qui ont été publiés ; mais nous pensons que ces faits sont trop rares pour infirmer la règle.

On a aussi observé les altérations folliculaires dans la phthisie, la variole et la scarlatine : nous pensons qu'il faut admettre dans ces cas une complication typhoïque de la maladie primitive.

En résumé, pour nous la lésion des follicules intestinaux est tout à fait spéciale ; elle constitue un caractère anatomique qui nous permettra d'affirmer la fièvre typhoïde dans presque tous les cas où nous la rencontrerons.

De la stéatose dans la fièvre typhoïde.

Durant le cours de notre étude anatomique, nous avons noté une fréquente altération graisseuse des organes : très-marquée dans le foie, elle était encore très-évidente dans le sang, le cœur et les reins ; nous ne l'avons pas cherchée dans les muscles, mais il y a été constatée par plusieurs auteurs ; nous pensons qu'à l'aide du microscope on la rencontrera également dans tous les autres tissus. D'après Virchow, cette graisse naîtrait, la plupart du temps, de la transformation directe d'une matière albuminoïde en une substance grasse : peut-être n'y aurait-il dans certains cas qu'un dédoublement d'une combinaison auparavant intime entre la graisse et les substances protéiques. Les organes parenchymateux, dans lesquels afflue une grande quantité de sang, présentent ordinairement cette infiltration à un degré plus avancé que les autres : peu à peu les cellules épithéliales disparaissent pour ainsi dire et le tissu tout entier est envahi. Dans les muscles la graisse se produit de deux façons : soit par un développement intra-fibrillaire, soit par le dépôt de granules ou vésicules dans l'intérieur des cylindres musculaires primitifs.

La question de la stéatose dans les fièvres typhoïdes étant un peu à l'ordre du jour, nous croyons devoir produire ici quelques réflexions qui nous sont personnelles sur la valeur et la nature de cette altération.

La stéatose du foie et des autres organes n'est pas spéciale à la fièvre typhoïde. Dans toutes les maladies du foie, il y a augmentation notable de la graisse : dans la phthisie pulmonaire, l'empoisonnement par le phosphore et les affections chroniques des intestins, il y a une tendance à l'infiltration graisseuse générale. Nous croyons qu'il faut rapporter cette tendance à une altération primitive du sang, à la suite de laquelle la nutrition est profondément troublée. Cette altération du sang est produite, dans l'empoisonnement avec le phospore, par l'action directe de ce corps sur le sang ; dans la phthisie, par la résorption continuelle des produits putrides qui se forment dans le poumon ; dans les affections intestinales, par les digestions incomplètes qui ne donnent pas au sang les matériaux dont il a besoin pour sa rénovation. Quelle que soit du reste la cause du phénomène, nous pensons qu'il faut l'envisager comme une altération destructive : il y a là quelque chose d'analogue à la production du gras des cadavres. lorsque ceux-ci ne sont pas dans les conditions nécessaires à la putréfaction ; les tissus organiques, moitié vivants. moitié morts, lorsqu'ils ne sont pas assez abandonnés de la vie pour se gangréner, subissent une transformation graisseuse.

CHAPITRE II

TROUBLES FONCTIONNELS.

§ I. — Fonctions de nutrition.

1° DIGESTION.

La sensation de la faim est presque toujours à peu près complétement éteinte surtout au début de la maladie. L'appétit a été remplacé par une véritable aversion des aliments, et si le malade surmontant ses dégouts, s'obstine à manger, on voit survenir des nausées et des vomissements : ceux-ci sont assez communs au début de la maladie, ils coïncident avec une douleur épigastrique et se montrent surtout dans les cas où les symptômes nerveux sont très-développés ; ils sont composés de matières jaunes ou porracées, acides ou amères, ordinairement en petite quantité, et qui exhalent dans certains cas une odeur fade particulière. La langue ainsi que les lèvres et les dents se couvrent d'enduit. La soif ne se proportionne pas à l'état de la bouche et les malades eux mêmes ne savent pas s'ils ont une appétence particulière pour telle ou telle boisson. Tantôt la déglutition n'est nullement gênée, tantôt il y a une dysphagie très-intense, tantôt enfin il existe une sorte de paralysie du pharynx, par suite de laquelle les boissons tombent dans l'œsophage comme dans un tube inerte. La région épigastrique est souvent tendue et résistante, et le siége d'un sentiment de fatigue et de poids. Mais il est assez rare que la pression sur l'estomac soit assez douloureuse pour arracher des plaintes.

On rencontre dans l'abdomen deux sortes de sensations douloureuses : l'une diffuse, superficielle, paraissant localisée dans les parois et quelquefois si intense que la moindre pression l'exagère et provoque des gémissements ; l'autre profonde, obscure, plus particulièrement limitée à la fosse iliaque droite, si légère dans certains cas, qu'elle ne paraît qu'à la pression : elle est beaucoup plus constante que la première. Nous ne l'avons vu manquer que 3 fois sur 100 malades, et pour cela nous croyons qu'elle constitue un symptôme principal. Lorsqu'on cherche à provoquer la douleur iliaque en déprimant légèrement avec la main la paroi abdominale on perçoit une sensation particulière de liquides et de gaz déplacés, qu'on a appelée *gargouillement iléo-cœcal.*

Ce phénomène est la traduction symptomatique de la présence dans l'intestin de gaz et d'un liquide diarrhéique : il manque rarement, mais nous ne lui accordons pas d'autre valeur diagnostique que celle de la diarrhée elle-même qu'il révèle. En même temps que la douleur et le gargouillement, on constate presque toujours un certain degré de météorisme et de ballonnement de l'abdomen. Ce symptôme qui s'exagère dans la perforation intestinale peut être assez développé, en dehors de toute complication, pour produire une gêne notable de la respiration.

La diarrhée est un des phénomènes morbides les plus constants dans la fièvre typhoïde. M. Louis ne l'a vu manquer que 3 fois sur 50 cas suivis de mort ; M. Barth, 3 fois sur 100 cas. Nous ne l'avons trouvé absent que 2 fois seulement sur 100 malades.

Les observateurs admettent en général trop facilement son absence. Nous reviendrons un peu plus loin sur ce sujet.

L'intensité de la diarrhée est variable : tantôt il n'y a qu'une selle liquide, mais ordinairement il y en a davantage, de 3 à 7 ou 8, sans que le malade ait été purgé. Les matières rendues sont jaunâtres ou brunâtres : elles ont la consistance d'une purée liquide et sont ordinairement très-fétides. Dans quelques cas, elles offrent l'aspect de marc de café ou renferment une certaine quantité de

sang pur, liquide ou en caillots. Nons avons presque toujours
constaté la diarrhée au début de la maladie ; parfois même, elle
avait paru avant les symptômes généraux. Une fois établie, elle
dure généralement jusqu'à la fin de la maladie.

La diarrhée n'est pas très-importante comme signe de diagnostic,
parce qu'elle se rencontre dans une foule d'affections, mais elle devient d'une valeur très-grande, quand elle coïncide avec d'autres
symptômes, les troubles nerveux par exemple.

La *constipation* est le phénomène inverse de la diarrhée : il faut
bien se garder de la confondre avec une simple rétention des
matières fécales.

C'est, pour n'avoir pas fait cette distinction que certains
auteurs ont noté une fréquence aussi grande de la constipation.
D'après nos observations nous pensons qu'il est rare de trouver la
constipation même au début de la fièvre typhoïde. Lorsqu'elle
existe, elle est le plus souvent accompagnée de symptômes nerveux
très-graves qu'on peut quelquefois diminuer ou faire disparaître
en la faisant cesser.

Rétention des matières fécales. Nous avons souvent observé
cette rétention dans les premiers jours de la maladie ; elle se différencie de la constipation par le gargouillement de la fosse iliaque droite, et par le *bruit humorique* que donne la percussion.
C'est un bruit demi-mat et comme métallique qui caractérise le
mélange des liquides et des gaz. Cette rétention est due à l'atonie
générale qui existe dans la fièvre typhoïde, on la fait cesser facilement à l'aide d'un purgatif, et le plus souvent elle ne reparaît
plus.

Lorsque la stupeur de la couche musculaire de l'intestin s'étend
jusqu' aux sphincters du rectum, on observe au contraire *les selles
involontaires ;* c'est un phénomène de la période ultime de la maladie, qui indique généralement un état grave.

2° RESPIRATION.

Dans presque toutes les fièvres typhoïdes, les fonctions respiratoires sont troublées ; d'abord paraît une toux légère, quelquefois

sèche, mais ordinairement accompagnée d'une expectoration muqueuse, puis les symptômes s'aggravent ; la toux devient opiniâtre et fatigante ; les crachats augmentent de quantité et sont parfois purulents ou sanguinolents.

Dans ces derniers cas, les manifestations pulmonaires peuvent dominer la maladie, et influencer la fréquence du pouls, la chaleur et le délire : on caractérise cet état en disant qu'il y a *prédominance thoracique*.

L'auscultation de la poitrine fait découvrir plus fréquemment à droite qu'à gauche, surtout en arrière, des râles sibilants et ronflants, inégalement disséminés dans la poitrine, et pouvant exister des deux côtés à la fois.

Ces râles, qu'on a appelés râles typhoïques, envahissent les poumons de haut en bas : leur existence a une grande valeur dans les diagnostics douteux. On observe quelquefois à la percussion un certain degré de matité, en rapport avec l'étendue de l'engouement du poumon ; enfin il peut arriver qu'on trouve tous les caractères d'une pneumonie plus ou moins franche.

Le plus souvent, tous les symptômes précédents passeraient inaperçus, si on n'avait soin d'ausculter tous les jours le malade : la dyspnée en effet est ordinairement légère et ne devient intense que dans la prédominance pectorale.

Nous avons vu alors certains typhoïdés être obligés de rester assis sur leur lit comme les asthmatiques. La gêne de la respiration peut survenir aussi lorsque le météorisme est très-considérable, le diaphragme étant fortement repoussé en haut par la tension des gaz.

Dans les fièvres typhoïdes graves, on remarque une fétidité particulière de l'haleine ; elle nous paraît provenir de la putréfaction que subissent dans la bouche les mucosités et les crachats visqueux que le malade n'a pas la force de rejeter et qui constituent en grande partie les fuliginosités de la langue et des lèvres. Le rhythme et la fréquence de la respiration ne sont pas ordinairement modifiés tant qu'il n'y a point de complication pectorale un peu intense ; nous pensons cependant qu'il faut surveiller avec soin les mouvements respiratoires, leur fréquence exagérée étant presque toujours l'indice d'une lésion pulmonaire.

3° CIRCULATION.

La circulation est profondément troublée. Nous étudierons les phénomènes morbides dans le cœur et les artéres.

1° *Cœur*. Lorsqu'on examine les battements du cœur au début de la maladie, on observe généralement qu'ils sont plus forts qu'à l'état normal. Le cœur bondit dans la poitrine avec violence, et cet état est souvent remarqué par les malades qui s'en plaignent vivement. A ce moment, la fréquence du mouvement n'est point exagérée; le cœur bat régulièrement 80 ou 100 fois par minute, et nous avons noté dans plusieurs cas un bruit de souffle à l'orifice aortique. Peu après les battements du cœur deviennent plus nombreux et irréguliers. Nous étudierons les variations de fréquence en parlant du pouls; quand aux irrégularités, elles s'observent le plus souvent vers la fin de la maladie, et quand la terminaison doit être funeste. Alors les contractions sont tumultueuses; les bruits se mélangent les uns dans les autres, et sont plus ou moins couverts par des bruits anormaux, ils sont produits par bouffées successives laissant entre elles des intervalles de silence. Il semble que le cœur fatigué accorde par intervalle des contractions rapides et spasmodiques, après quoi il se repose un peu. Nous avons observé à l'hôpital de la Pitié, salle Saint-Paul, n° 40, dans le service de M. le professeur Béhier, un malade chez lequel, dans la dernière période d'une fièvre typhoïde, le cœur, pris comme d'une fièvre nerveuse, battait rapidement (130) et légèrement; on n'entendait qu'un seul bruit parfois lui-même complétement couvert par un souffle.

Pouls. Nous avons examiné l'état du pouls avec soin chez tous nos malades, et pour mieux en étudier les variations, nous avons visité beaucoup d'entre eux le matin et le soir. Avec ces observations quotidiennes, nous avons fait des tracés graphiques, représentant exactement la marche de la maladie, et sur lesquels nous avons lu des caractères du pouls qui nous avaient échappé.

La pulsation artérielle ne présente aucun caractère spécial à la fièvre typhoïde; elle est souvent dicrote, comme cela s'observe aussi dans d'autres maladies, et subit des modifications variant

4

avec le sujet lui-même, et les différentes périodes de la maladie ; lorsqu'elle est large et violente , on admet généralement qu'il existe une prédisposition aux congestions et aux hémorrhagies.

La fréquence du pouls varie entre 90 et 120 pulsations par minute. Nous l'avons vu monter jusqu'à 140 sans que la maladie nous ait présenté de gravité particulière ; mais presque toujours lorsque ce chiffre a été dépassé, le malade est mort, aussi nous regardons comme un phénomène ultime une fréquence de 160 pulsations. Dans certains cas, où il y avait des complications cérébrales, le pouls n'a jamais dépassé 90, et est descendu au-dessous du chiffre normal.

Nous avons observé entre autres, à l'hôpital de la Pitié, salle Saint-Benjamin, n° 11, un malade qui nous a présenté tous les symptômes d'une fièvre typhoïde légère, céphalalgie, gargouillement et douleur iliaque, taches rosées lenticulaires , stupeur, et dont le pouls, qui avait varié pendant la maladie entre 54 et 72 pulsations par minute, battait pendant la convalescence 78 à 80 fois ; ces cas sont évidemment exceptionnels. Le phénomène le plus constant dans les variations du pouls, c'est le redoublement du soir. Nous avons constamment trouvé pendant la maladie un pouls plus élevé le soir que le matin ; l'exacerbation commençait généralement à se produire vers le milieu du jour, présentait une marche à peu près régulièrement croissante jusqu'à neuf ou dix heures du soir, où elle était à son maximum ; peu après il se faisait une défervescence de manière à atteindre un minimum vers sept ou huit heures du matin. La grandeur des variations n'est pas constamment la même ; pendant la période d'invasion l'exacerbation est plus grande que la défervescence ; le contraire existe dans le déclin ; enfin dans la période d'état le pouls monte et descend chaque jour de quantités égales. Cette étude est des plus importantes ; la fièvre typhoïde ayant à peu près la marche régulière que nous venons de dire, toutes les fois qu'il se manifestera des irrégularités, il faudra songer à des complications, et si ces irrégularités sont de longue durée, on pourra en général porter un diagnostic grave.

Dans les fièvres typhoïdes légères, il arrive quelquefois qu'on ne note le pouls fébrile qu'au moment de l'exacerbation, et on croit alors à une complication intermittente. D'après nous, cette complication ne sera admissible que si on rencontre avec l'exacerbation un véritable frisson suivi de chaleur et de sueur.

Hémorrhagies. Nous croyons devoir rattacher aux troubles de la circulation les nombreuses hémorrhagies qui surviennent dans le cours de la fièvre typhoïde ; c'est pour cela que nous les décrirons ici ; nous examinerons successivement les hémorrhagies des muqueuses, des séreuses et des tissus.

1° *Hémorrhagies des muqueuses.* Elles se produisent par les muqueuses nasales, buccales, intestinales et pulmonaires. L'hémorrhagie nasale ou *épistaxis* constitue un signe précieux pour le diagnostic, et se montre très-fréquemment. Nous l'avons notée chez plus de la moitié de nos malades ; nous pensons qu'elle est plus fréquente encore ; si on veut tenir compte des cas où elle s'est bornée à de petits caillots rendus par le malade avec les mucosités nasales, on trouvera qu'elle existe dans la plus grande majorité des fièvres typhoïdes. Quelquefois elle se borne à quelques gouttes de sang ; d'autres fois elle est tellement abondante qu'on est obligé de recourir au tamponnement ; généralement elle se compose de 60 ou 100 grammes de sang noir qui s'écoule goutte à goutte, s'étale en nappe et sèche rapidement au fond du vase. Tantôt l'épistaxis ne paraît qu'une fois et ne se renouvelle plus ; tantôt au contraire elle se reproduit plusieurs jours de suite et même plusieurs fois pendant la même journée ; nous avons vu des malades chez lesquels l'épistaxis a paru chaque jour pendant tout le cours de l'affection.

Ces écoulements de sang doivent être distingués suivant qu'on les observe au début ou à la fin de la maladie : les premiers sont symptomatiques d'une congestion de la tête, les autres annoncent une tendance hémorrhagique et une altération du sang ; les premiers n'ont aucune gravité, les seconds sont beaucoup plus sérieux.

Les *hémorrhagies buccales* ont peu d'importance : elles se produisent par les ulcérations que nous avons notées sur la langue et dans la bouche ; le plus souvent elles ne sont révélées que par la nature de l'enduit des dents et des lèvres, qui est noir et formé par

du sang concret : c'est plutôt un suintement qu'une véritable hémorrhagie.

Il n'en est pas de même des hémorrhagies intestinales, dans lesquelles il y a beaucoup de sang perdu : celles-ci sont moins fréquentes et plus graves que les épistaxis et ne paraissent que dans
les maladies déjà avancées ; nous n'en avons jamais observé au
début. On reconnaît ces hémorrhagies par l'examen des selles qui
sont pultacées, mêlées de sang rouge ou noir, fluide ou en caillots
qui nagent dans les matières ; assez souvent elles offrent l'apparence d'une sorte de mélasse visqueuse dans laquelle se trouve-
raient des grumeaux semblables à du marc de café ; presque toujours ces selles sont d'une fétidité extrême. La quantité de sang
varie de quelques grammes à 2 kilogrammes : c'est assez dire que
le malade peut succomber à cet accident. Quelquefois le sang est
retenu dans l'intestin, et le diagnostic de l'hémorrhagie est plus
difficile ; on observe alors une sorte de frisson on d'horripilation
coïncidant avec le refroidissement des extrémités ; la face et tout le
corps pâlissent, le pouls se déprime ; il y a tendance aux syncopes,
surtout si on remue le malade ; enfin si l'hémorrhagie est considérable, il survient une syncope, signe avant-coureur d'une mort
prochaine.

1° *Hémorrhagies pulmonaires.* Nous avons observé à l'hôpital
de la Charité, salle Saint-Louis, un cas de fièvre typhoïde dans
lequel le malade succomba à des hémorrhagies répétées par la
muqueuse pulmonaire.

M. le Dr Beau, dans le service duquel nous avons pris cette observation, nous dit à ce sujet que, malgré la rareté des faits de ce
genre, il en avait rencontré plusieurs fois dans la pratique.

2° *Hémorrhagies des séreuses.* Toutes les membranes séreuses
peuvent être le siége d'un épanchement de sang plus ou moins pur:
on en trouve isolément dans le péricarde, les plèvres, le péritoine
et les articulations. M. Andral cite le cas d'une jeune fille chez laquelle, après d'abondantes épistaxis au début de la maladie, on
trouva à l'autopsie un liquide rouge foncé dans la plupart des
membranes séreuses.

3° C'est aux *hémorrhagies interstitielles* qu'il faut rattacher les
pétéchies et les ecchymoses dont nous avons parlé. On rencontre

aussi des noyaux apoplectiques dans le tissu cellulaire et dans les muscles ; mais ce sont là des cas assez rares.

On cite des cas où les hémorrhagies se montrèrent par tous les points du corps ; c'est un accident des plus graves ; cependant nous avons connaissance d'un fait de la pratique de M. Beau, dans lequel, chez un étudiant atteint de fièvre typhoïde légère, il survint à la fin de la maladie des hémorrhagies par toutes les muqueuses, de grandes pétéchies parurent à la peau ; néanmoins le malade guérit.

Nous avons dit que ces hémorrhagies avaient pour cause une altération du liquide sanguin. Cette opinion nous semble suffisamment justifiée par les faits suivants : M. Bouillaud injecta 2 onces d'eau putride dans la veine jugulaire d'un chien ; bientôt celui-ci devint triste et se coucha. Le lendemain la fièvre survient, l'animal refuse de manger et meurt six ou sept jours après, ayant présenté une prostration profonde et de nombreuses selles noirâtres très-fétides, contenant du sang et de la bile.

Un lapin dans les veines duquel on avait injecté en quelques jours environ 70 gouttes de liquide putride, succomba et présenta dans l'intestin un grand nombre de petites hémorrhagies interstitielles. Nous laissons à M. le professeur Béhier, l'auteur de cette nouvelle expérience, l'honneur d'en publier les détails ; nous nous bornerons à constater les hémorrhagies et leur cause.

Calorification.—La calorification nous offre à considérer comme troubles fonctionnels le frisson et l'augmentation de la température du corps. Le frisson ne s'observe qu'au début de la maladie : quelquefois ce n'est qu'une simple sensibilité au froid ; mais, dans d'autres cas, c'est un vrai frisson léger, de peu de durée, intermittent, alternant avec de la chaleur à laquelle il cède bientôt tout à fait la place pour ne plus reparaitre durant tout le cours de la maladie. Le frisson se produisant au début de la fièvre typhoïde, avant même les autres symptômes, on comprendra que, pour se faire une idée de la fréquence de ce phénomène, il faut se fier au dire des malades. Il a été remarqué par le tiers environ des malades que nous avons questionnés ; s'il a existé chez les autres, du moins il a passé inaperçu.

Elévation de la chaleur.— Plusieurs auteurs se sont appliqués à rechercher les variations de la température du corps dans les maladies. Dans ces travaux qui donnent des maxima et des minima, la fièvre typhoïde est regardée comme une des maladies où la température est le plus élevée. Mais c'est chez les Allemands que nous avons trouvé les indications les plus précises sur la maladie qui nous occupe. Wünderlich, qui l'a étudié spécialement sur un grand nombre de malades, a publié dans les *Archives de Wagner* (1861) le résultat de ces observations. Nous avons nous-même entrepris de vérifier ses assertions ; nous avons pris la température des malades sous l'aisselle ; nous avons fait des tracés graphiques représentant toutes nos observations thermométriques du matin et du soir. Voici nos conclusions : en général dans la fièvre typhoïde, la chaleur est très-élevée ; mais elle n'atteint pas de suite son plus haut degré. Comme le pouls elle présente des exacerbations le soir avec rémission le matin. Pendant les cinq ou six premiers jours, c'est-à-dire dans la période d'invasion, la rémission est toujours de un quart à un demi-degré plus petite que l'exacerbation. En général, lorsque le chiffre de 40° à 40° 1/2 est atteint, les rémissions deviennent égales aux exacerbations. La température ne monte plus qu'accidentellement, et la maladie marche en présentant chaque jour une suite de fluctuations régulières. Cette époque, qui est la période d'état dure, en général, comme la précédente, sept ou huit jours ; et alors, suivant que l'issue doit être funeste ou heureuse, on observe des phénomènes différents. Si la mort doit survenir, les exacerbations deviennent plus fortes et la rémission moindre, de telle sorte que la température monte encore jusqu'à atteindre le chiffre de 42° qu'elle ne dépasse pas. Quand le malade doit guérir, pendant la troisième période, les rémissions matinales deviennent plus grandes, la chaleur est de 1° ou 2° inférieure à celle du soir, et la température, chaque jour de moins en moins forte, atteint la normale à laquelle elle peut devenir inférieure pendant la convalescence.

Telles sont les variations de la chaleur dans la fièvre typhoïde dénuée de complications ; mais la marche de ces variations n'est pas toujours aussi simple ; le plus souvent il survient des irrégularités qui sont l'indice d'un travail morbide dans les organes ; il faudra alors surveiller avec soin les divers appareils où l'on trouvera presque toujours la raison de ces écarts. Pour Wünderlich, jamais dans la fièvre typhoïde, le retour à la température normale ne se fait d'une manière rapide ; c'est ce qui la différencie du typhus exanthématique. Nous sommes de son avis toutes les fois qu'il ne s'agit que de fièvres typhoïdes graves ; mais, quand la maladie est légère, il n'en est point ainsi. Nous avons vu souvent alors le retour à la santé se faire rapidement, et la chaleur atteindre en deux ou trois jours le degré normal qu'elle ne quittait plus dans la convalescence.

4° SÉCRÉTIONS.

Nous avons déjà parlé de la diarrhée, de la bile, des crachats. Il ne nous reste plus pour avoir passé en revue toutes les sécrétions principales qu'à indiquer les altérations de l'urine et de la sueur.

La sécrétion urinaire avait autrefois une grande importance et jouait un grand rôle dans le diagnostic et le pronostic des fièvres ; mais depuis que nos connaissances se sont étendues et que les éléments de diagnostic se sont perfectionnés, on a négligé le caractère des urines. Nous avouons pour notre part avoir rarement examiné l'urine dans la fièvre typhoïde, et avoir accepté à cet égard sans contrôle les notions généralement admises et pouvant se résumer ainsi :

1° Dans la fièvre typhoïde, l'urine est d'ordinaire plus colorée, moins abondante, plus dense qu'à l'état de santé ;

2° Habituellement transparente, elle est souvent troublée par du mucus et des sels qui lui donnent l'aspect jumenteux ;

3° Elle conserve son acidité normale, mais devient à l'air rapidement alcaline ;

4° Elle est quelquefois albumineuse.

L'examen de la sueur était aussi une des grandes occupations de la médecine humorale, soit qu'on voulût en faire un élément de diagnostic, soit qu'on la considérât comme un phénomène critique. Dans la fièvre typhoïde, elle ne nous a pas présenté quoi que ce soit de particulier. Quelquefois seulement, loin d'être favorable, comme on le pensait généralement, elle nous eût semblé coïncide r avec une gravité particulière de la maladie, et être un phénomène de l'agonie.

5° NUTRITION PROPREMENT DITE.

La nutrition est profondément troublée dans la fièvre typhoïde, la rénovation des tissus ne se fait plus, l'assimilation est très-res·treinte. Une chose étonne cependant, c'est que l'amaigrissement ne suive pas une marche rapidement croissante et que, pendant tout le cours d'une affection aussi générale, les déperditions soient pour un temps donné moindres que celles qu'on observe dans d'autres maladies. On voit, en effet, généralement après quinze ou vingt jours, le malade arriver à la convalescence sans avoir éprouvé un dépérissement considérable ; mais alors en même temps que la convalence s'établit, il se fait en quelques jours un amaigrissement excessif, le volume des membres se réduit, les saillies osseuses se prononcent davantage, et on assiste à un phénomène étrange : pendant que tous les symptômes morbides disparaissent, et que l'intelligence du malade renaît au monde extérieur, il semble que son corps se précipite de plus en plus vers l'anéantissement complet. C'est que durant la maladie, si la force d'assimilation est détruite, celle de la désassimilation ne l'est pas moins, de telle sorte qu'au moment de la convalescence, il y a dans les tissus une foule d'éléments anatomiques, qui ont fait leur temps et qui sont résorbés rapidement sans être remplacés aussi vite.

Lorsque ces éléments usés sont accumulés par places en trop grande quantité, les tissus voisins sont insuffisants à leur donner la vitalité dont ils ont besoin pour faire partie de l'organisme ; ils meurent et produisent ces ulcérations, ces gangrènes, ces foyers purulents qu'on rencontre souvent, surtout à la fin de la maladie. En général, la gangrène s'observe dans tous les points qui ont à supporter le poids du corps ou qui sont le siége d'une irritation quelconque ; mais le plus souvent au sacrum, aux trochanters, aux coudes et aux talons. La partie qui doit être affectée de gangrène devient rouge ; le tissu cellulaire situé au-dessous est infiltré de sérosité sanguinolente : la surface devient noire et dure. Après quelques jours, on voit paraître un cercle d'un rouge vif indiquant la limite de la partie gangrénée ; puis il se fait autour de l'eschare un sillon d'où s'échappe une sérosité purulente ; l'eschare tombe et il reste une ulcération à fond grisâtre, et dont les bords sont plus ou moins découpés. Les eschares du sacrum peuvent atteindre des dimensions considérables ; quelquefois le ligament sacro-coccygien postérieur participe à la mortification , et comme c'est lui qui ferme en arrière le canal vertébral, la cavité de l'arachnoïde peut être ouverte, et l'air, la sanie, et le pus y pénétrer. La gangrène a ordinairement pour point de départ les pustules fessières ; mais elle se produit aussi sur les vésicatoires et les piqûres de sangsues.

Les troubles de la nutrition se manifestent encore par un arrêt dans les sécrétions épidermiques. Ainsi on rencontre très-souvent une desquamation de l'épiderme, la chute des poils et des cheveux, et des sillons sur les ongles produits par une diminution dans l'épaisseur de la couche cornée.

§ II, — Fonctions de relation.

1° MOUVEMENTS.

Un des premiers phénomènes qui se produisent dans les organes du mouvement, c'est ce sentiment de faiblesse et d'abattement qui précède ordinairement la fièvre typhoïde et qui est un caractère de la stupeur spéciale que l'on rencontre dans cette maladie. Les muscles se laissent distendre : de là cette habitude générale du corps, cet aspect particulier de la face où les traits sont pour ainsi dire allongés ; cette sorte d'ivresse et de trémulence, tous caractères formant un ensemble qu'on n'oublie pas quand on l'a vue une fois, et qui donnent au malade un cachet particulier. Un peu plus tard, tous ces symptômes se transforment et s'exagèrent, il survient de véritables paralysies ou des contractions musculaires anormales, que nous allons étudier spécialement.

En même temps qu'il y a dans certains cas affaiblissement de l'action musculaire, il y a aussi absence de coordination dans les mouvements ; le malade ne sait plus se servir de ses muscles, il arrive difficilement à tirer la langue, et lorsqu'elle est dehors, il ne sait plus comment la rentrer dans sa bouche ; pour parler il bégaye et fait souvent des efforts inouïs avant de réussir à prononcer un mot ; quand il parle, on observe dans les mouvements de la bouche quelque chose d'anormal et d'analogue aux mouvements des lèvres chez les lapins. Il leur serait impossible de saisir un objet avec les doigts, ni de le retenir longtemps, car ceux-ci sont agités de mouvements choréiformes continuels. Dans certains cas, on observe des mouvements convulsifs répétés et séparés par des intervalles, dans lesquels le malade reste immobile et comme étranger à tout ce qui se passe autour de lui ; mais à la moindre cause excitatrice, on voit dans tout son corps survenir des convulsions épouvantables.

Il se fait un renversement postérieur de la tête, tous les muscles du tronc se contractent ; le malade se courbe en arrière et ne paraît reposer que sur la tête et les talons.

Les muscles de la face sont agités par des contractions irrégulières qui donnent à la physionomie un aspect grimaçant. Enfin, nous avons observé des contractions qui avaient pour siége une partie d'un membre ou le membre tout entier.

L'affaiblissement de la motilité n'est pas aussi fréquent que sa surexcitation ; cependant on rencontre souvent des paralysies de l'œsophage, du rectum et de la vessie, et nous avons les observations de deux femmes qui ne guérirent qu'après quelques mois d'une paraplégie survenue dans le cours d'une fièvre typhoïde à prédominance cérébro-spinale.

2° SENSATIONS.

La plupart des sensations, après avoir été plus ou moins exagérées au début de la fièvre typhoïde, diminuent ou s'anéantissent complétement dans le cours de la maladie. C'est ainsi que pour la vision, après avoir observé d'abord que la lumière affectait vivement l'œil, au point quelquefois d'y produire une sensation douloureuse, nous avons vu cette sensibilité diminuer peu à peu de telle façon, qu'il devenait parfois difficile d'influencer la rétine. Dans l'oreille il se produit d'abord des bourdonnements et des tintements bientôt remplacés par une surdité plus ou moins complète : cette dureté de l'ouïe est très-fréquente ; il est probable qu'elle n'est pas sans influence sur la stupeur et l'indifférence que les malades présentent. L'odorat et le goût sont généralement à peu près anéantis. On remarque souvent une perversion en même temps qu'une diminution dans l'action des sens.

C'est ainsi qu'un malade, chez lequel nous recherchions la sensation du froid au moyen d'un métal dont la température était abaissée, éprouvait sur les points touchés par le métal une sensation d'eau chaude. Les hallucinations des organes des sens nous présentent le plus haut degré des perversions de ce genre ; il n'y a aucune action des corps extérieurs, la cause et l'effet sont produits par la maladie, la sensation est toute morbide. Lorsqu'un malade qui ne semble pas en délire ouvre les yeux, qu'il voit au pied de son lit, sur un meuble, des monceaux d'or ou d'autres objets dont il veut se saisir, il faut bien qu'il ait dans son œil des modifications représentant l'image de ces objets qui n'existent pas, modifications qui sont sous la dépendance de la maladie.

3° TROUBLES FONCTIONNELS DES CENTRES NERVEUX.

Nous avons vu l'appareil nerveux cérébro-spinal être le siége de lésions anatomiques très-apparentes ; nous allons rencontrer des altérations non moins graves dans sa triple fonction de motilité, de sensibilité, d'intelligence.

1° *Troubles de la motilité*. Nous avons déja noté, à propos des fonctions musculaires, les convulsions et les paralysies ; nous ne reviendrons pas sur ce sujet. On rencontre chez les typhoïdés des mouvements automatiques se produisant parfois plusieurs jours de suite, mais cessant ordinairement après 24 ou 36 heures. Nous les avons observés sur 3 malades. L'un d'eux portait alternativement la tête à droite et à gauche par un mouvement lent et régulier ; chez un autre la mâchoire inférieure avait un mouvement successif d'abaissement et d'élévation qui dura plus de 48 heures. Le troisième enfin relevait à son tour chacun de ses bras et les laissait retomber sur son lit, comme s'il eût voulu battre un matelas. Quelquefois, alors que le malade est plongé dans un affaissement et une immobilité complète, on voit se montrer des mouvements réflexes parfaitement caractérisés. Nous les avons provoqués facilement sur un de nos malades auquel il suffisait de serrer rapidement le bras pour voir le biceps se contracter et se gonfler. Dans certains cas très-fréquents, lorsqu'on fait parler le malade, ou que sous l'influence du délire, il parle tout seul, on entend une sorte de marmottement avec résonnances nasales : le malade n'ouvre point la bouche pour articuler, il n'y a qu'un léger mouvement des lèvres : c'est de la *mussitation*.

2° *Troubles de sensibilité*. La céphalalgie est un des phénomènes les plus constants, elle ne manque en effet presque jamais, mais varie dans son intensité : quelquefois légère elle est dans beaucoup de cas tellement violente qu'elle arrache des cris au malade : elle commence par la région frontale, puis les douleurs paraissent à la nuque et aux apophyses mastoïdes, plus tard elles s'irradient dans toute la tête.

On voit ordinairement la céphalalgie se produire dans la première période de la fièvre typhoïde et disparaître dans la seconde ; il est rare qu'elle existe à la troisième. La rachialgie est moins fréquente que la céphalalgie, elle est souvent limitée à la région cervicale, mais elle peut exister en même temps aux régions dorsales et lombaires ; la pression sur les apophyses épineuses des vertèbres l'exagère le plus souvent. Parfois, les plus petits mouvements suffisent pour faire naître des douleurs très-vives : on voit alors les malades se condamner eux-mêmes à une immobilité complète qui peut faire croire à une rigidité tétanique.

La peau est quelquefois le siége d'une sensibilité exquise surtout à la partie antérieure du corps : la moindre pression, le moindre contact même produisait une douleur, à tel point que le malade étant sans connaissance, il témoigne par des cris et des mouvements que le plus petit frôlement lui est douloureux. Mais cette hyperesthésie n'existe pas constamment, nous l'avons vue remplacée par une analgésie très-marquée. Parmi les troubles de la sensibilité, il faut encore noter des fourmillements et des douleurs contusives dans les membres, que les malades ont accusés surtout au début de la fièvre typhoïde.

3° *Troubles de l'intelligence*. En même temps que paraissent les modifications dans la motitité et la sensibilité, on observe des troubles de l'intelligence qui se montrent sous deux formes principales, le *délire* et le *coma*. Le délire peut présenter toutes les nuances depuis le *subdelirium* jusqu'au délire furieux ; il se montre le plus souvent la nuit pendant la période d'exacerbation du pouls, alternant avec le coma qui paraît aussitôt que se fait la rémission. Il est le plus souvent facile, au milieu même de l'agitation la plus grande, de fixer l'attention du malade et d'obtenir de lui des réponses nettes et lucides ; mais, soit qu'on cesse de lui parler, soit qu'il y ait chez lui incapacité d'attention soutenue, il retombe bientôt dans son premier état. Dans certains cas, les malades sont gais, le plus souvent ils sont bruyants et agités, parfois tristes et désespérés ; mais, quelles que soient ces différences dans la nature du délire, ce qui le caractérise dans la fièvre typhoïde, c'est son inconstance et son extrême mobilité : un soir, nous avons trouvé un de nos malades chantant les airs les plus joyeux, lorsque la veille il avait présenté un délire sombre, et que le lendemain il devait rester dans le coma le plus profond. Après la période d'agitation, survient presque toujours la somnolence et le coma : de telle façon que le matin, trouvant le malade étendu immobile dans son lit, sous l'influence d'une stupeur profonde, on est étonné d'apprendre qu'il a passé la nuit la plus agitée.

Le coma peut aussi présenter tous les degrés, depuis la stupeur légère jusqu'au carus le plus profond ; depuis la simple somnolence jusqu'à ce sommeil dont le malade ne sort plus ; tantôt il suffit d'une parole pour le réveiller, tantôt il ouvre les yeux, cherche à répondre et ne fait qu'un petit mouvement des lèvres ; d'autres fois il est complétement indifférent à tout ce qu'on peut dire et faire. On voit assez souvent, après la guérison, le malade conserver un air d'hébétude, une lenteur d'intelligence qui finissent par disparaître : parfois la mémoire est plus ou moins perdue : enfin on a cité des exemples de malades qui restèrent aliénés pendant toute leur vie.

§ III. — **Fonctions de reproduction.**

1° *Chez l'homme.* — L'appareil génital ne présente aucun signe particulier dans la fièvre typhoïde : la sécrétion spermatique est probablement plus ou moins abolie : cependant nous avons su qu'au moment où la convalescence s'établissait, plusieurs de nos malades avaient éprouvé de fréquentes pollutions nocturnes.

2° *Chez la femme.* — Il arrive quelquefois qu'au début de la fièvre typhoïde, on observe par les organes génitaux une perte de sang qu'on peut considérer comme une menstruation en avance; mais, dans la majorité des cas, l'apparition de la fièvre typhoïde supprime les règles pour quelques mois. Nous avons eu l'occasion d'observer la fièvre typhoïde chez plusieurs femmes enceintes ; soit que l'état de grossesse ait une influence sur la maladie, soit qu'il n'y ait qu'une simple coïncidence, la maladie n'a été un peu grave qu'une seule fois où l'avortement eut lieu : la malade guérit, mais nous n'en admettons pas moins que l'état de grossesse est une complication grave, et que, si la maladie est légère dans certains cas où il n'y a pas de fausses couches, elle est ordinairement mortelle quand l'avortement a lieu.

DEUXIÈME PARTIE

1° DESCRIPTION DE LA MALADIE.

La fièvre typhoïde, lorsqu'elle suit sa marche ordinaire, parcourt certaines phases qui la font partager en trois périodes bien distinctes : nous décrirons à part chacune de ces périodes. Mais avant d'en commencer l'étude nous dirons quelques mots des phénomènes précurseurs de la maladie.

Le plus souvent, la fièvre typhoïde s'annonce par un certain nombre de phénomènes morbides dont la durée est excessivement variable : les malades éprouvent un malaise général, une céphalalgie légère, une diminution de l'appétit avec dégoût des aliments tirés du règne animal, aucun plaisir ne les tente, ils deviennent tristes et abattus ; ils sont d'une indifférence extrême pour les travaux du corps et de l'esprit, et éprouvent des lassitudes inexplicables. Leur sommeil n'est plus aussi tranquille, il est léger et interrompu.

Souvent on observe un léger cours de ventre qui cesse quelques jours pour reparaître un peu plus tard, laissant ainsi un intervalle où il y a plutôt une rétention des matières fécales qu'une véritable constipation. La soif est augmentée, le pouls sans être accéléré est cependant dur et plein, le malade est tourmenté par des alternatives de chaleur et de froid dont il ne se rend pas compte, mais qui aboutissent souvent à un véritable frisson, phénomène terminal de cette série à laquelle on a donné le nom de prodromes.

Dans le temps dont nous venons de parler, la fièvre n'a pas encore paru, elle ne se déclare ordinairement que dix ou quinze jours après les premiers troubles fonctionnels, et c'est alors que les malades entrent à l'hôpital, accusant en même temps une céphalalgie intense, des éblouissements, de la surdité, des épistaxis et du gargouillement iléo-cæcal. C'est de ce moment qu'on fait généralement dater le début de la maladie, mais il y a déjà bien des jours que tous ces phénomènes se préparaient insidieusement et nous pensons qu'il faut regarder les prodromes comme étant véritablement les premiers symptômes du mal.

Première période. — *Invasion.* Quelquefois les prodromes sont tellement légers qu'ils passent inaperçus, et la maladie semble débuter brusquement par la céphalalgie; la physionomie des malades exprime l'abattement et la prostration, les pommettes sont animées et la partie inférieure du visage présente une légère teinte jaune. Cette coloration de la face est du reste très-mobile et les malades rougissent avec la plus grande facilité.

Le plus souvent ils ne peuvent se tenir debout sans être soutenus, leur démarche est chancelante et comparable à celle d'un individu en état d'ivresse; leur bouche est pâteuse et amère, les lèvres sont sèches, la langue rouge à la pointe et sur les bords est recouverte en son milieu d'un enduit jaunâtre ou blanchâtre. On observe souvent des envies de vomir et quelquefois des vomissements de matières bilieuses et amères. Le ventre, un peu saillant et sonore à la percussion, est le siége de douleurs sourdes dont le foyer principal est la fosse iliaque droite, dans laquelle on détermine du gargouillement par la pression. La diarrhée, qui existe dans la plupart des cas, n'est pas constante; il y a quelquefois constipation, et malgré cela on constate du gargouillement dans le flanc droit; les selles sont jaunâtres, liquides et fétides. On constate par la percussion que la rate a augmenté de volume, le foie présente aussi dans beaucoup de cas une matité plus étendue. Ce dernier organe est quelquefois douloureux. La chaleur à la peau devient plus intense, le pouls est fréquent et présente ainsi que la température des variations que nous avons déjà notées et dont le caractère principal dans cette période est que la rémission est toujours plus petite que l'exacerbation; de telle façon que l'un devient de jour en jour plus fréquent jusqu'à atteindre 100 à 120 pulsations par minute, tandis que l'autre s'élève de plus en plus et est quelquefois de 41° à 41° 1/2 lorsqu'on arrive à la période d'état. Il y a communément une toux légère accompagnée de crachats muqueux peu nombreux, et si on ausculte le malade, on entend des râles sibilants et ronflants, parfois nombreux, disséminés dans toute la poitrine ; l'intelligence est ordinairement obtuse dans cette période, il y a de l'insomnie et des rêvasseries pendant la nuit, quelquefois le délire se montre ou on observe un assoupissement continu. Nous avons vu la durée de cette période varier de six à huit jours, c'est à la fin qu'on voit paraître ordinairement les taches rosées lenticulaires.

Deuxième période. — *Etat.* A cette époque la céphalalgie a diminué ou disparu, elle est remplacée par une lourdeur considérable de la tête ; la faiblesse, la prostration et la stupeur prédominent ; l'intelligence s'obscurcit, la mémoire est moins nette, tous les symptômes nerveux paraissent lorsqu'ils n'existent pas déjà. Les lèvres deviennent croûteuses, la langue se sèche, se fendille, et se recouvre de fuliginosités, l'haleine est fétide, la soif moindre et la parole difficile ; le ventre se météorise davantage et donne un son tympanique partout, quelquefois les intestins sont tellement distendus qu'ils refoulent le diaphragme vers la poitrine et augmentent ainsi considérablement la gêne de la respiration. Le gargouillement et la diarrhée persistent, les selles sont souvent sanguinolentes et involontaires, les malades oublient d'uriner, la vessie est distendue par l'urine qui s'écoule parfois sans que le malade en ait conscience ; d'autres fois on est obligé de pratiquer le cathétérisme. C'est vers la fin de cette période que l'on observe les hémorrhagies graves par les muqueuses, les épistaxis, les hémorrhagies intestinales, les pétéchies, etc.

La peau est sèche et brûlante, le pouls est fréquent, petit et mou ; l'auscultation de la poitrine y fait découvrir des râles sibilants mais souvent aussi des râles ronflants et sous-crépitants. Ce qui pour nous caractérise cette période, c'est que la rémission du soir est égale à l'exacerbation du matin.

Troisième période. — *Déclin.* Dans cette période le malade est dans un état d'affaissement considérable, il est couché dans son lit comme une masse inerte, complétement étranger à tout ce qui se passe autour de lui. Tout est troublé dans l'organisme jusqu'aux phénomènes morbides eux-mêmes qui présentent souvent des irrégularités. Le délire qui jusqu'alors n'était que nocturne continue pendant la journée, cessant pour quelques instants pendant lesquels il est remplacé par la somnolence, pour reparaître avec des caractères nouveaux. Le pouls est petit, très-fréquent et irrégulier, les battements du cœur se font convulsivement, l'appareil fébrile tout entier ne présente plus la marche régulière et le cachet qu'il a dans les périodes précédentes.

Dans la première période en effet, la fièvre est l'expression d'une réaction vive ; les forces vitales ne sont pas encore abattues, et résistent puissamment. Mais dans la troisième période le mal et le malade sont épuisés ; la fièvre est une véritable fièvre nerveuse, le pouls fébrile en a le cachet ; il est produit par un spasme du cœur dont l'action est comparable à celle du cœur que l'on a arraché de la poitrine d'un animal, il bat convulsivement. Le système nerveux de la vie organique par suite de l'altération du sang se livre à une suite d'actions insolites et irrégulières, et produit des mouvements illégitimes : *sanguis moderator nervorum*, mais le sang est aussi le régulateur du cœur ; il agit mécaniquement par la quantité et physiologiquement par ses qualités ; la quantité est diminuée, la qualité est mauvaise ; c'est le secret des modifications qu'éprouve la maladie dans la période dont nous nous occupons.

Un seul phénomène ne participe pas à ces désordres, c'est la température du corps ; le plus ordinairement dès le commencement de la troisième période, elle prend une marche décroissante, l'exacerbation est toujours très-marquée, mais la rémission est plus forte qu'elle, et suivant que la maladie est plus ou moins grave, la chaleur se rapproche plus ou moins rapidement du degré physiologique. Malgré cela le malade présente toujours un état grave, les narines sont pulvérulentes et les lèvres fuligineuses, la langue noire, rugueuse et comme raccornie. Les selles sont fréquentes, involontaires et souvent sanguinolentes. Dès lors la marche de la maladie devient différente suivant son mode de terminaison. Quand l'issue doit être funeste on voit tous les phénomènes s'aggraver : La gangrène se produit en divers points du corps, la surface des vésicatoires se couvre de taches blanchâtres, des productions diphthéritiques apparaissent souvent dans la cavité buccale. Les traits s'altèrent et prennent cette expression terrible qui survient à l'heure de l'agonie et qu'Hippocrate a décrite d'une manière si frappante qu'on la nomme toujours *facies hippocratique*. Enfin les yeux se vitrent, le nez, la langue, l'haleine, se refroidissent. La péau se recouvre d'une sueur froide et visqueuse, l'intelligence est morte depuis longtemps, la vie ne tarde pas à s'éteindre également. Dans ce cas malheureux, le malade succombe ordinairement à une complication pulmonaire ou abdominale : il s'asphyxie lentement par le poumon ou s'éteint épuisé par la gangrène et la suppuration. Rœderer et Wagler avaient bien observé cette terminaison lorsqu'ils écrivaient les lignes suivantes : «Duplici «modo ægrum jugulat, alios inflammatione et gangrena abdomi- «nale, in aliis ad pulmones incombit malum » (*de Morbo mucoso*, p. 118).

Quelquefois le malade succombe subitement ; nous connaissons plusieurs exemples de ces morts subites, nous en avons recueilli un cas nous-même, l'année dernière, dans le service de M. le professeur Grisolle. Le plus souvent la mort est causée par une embolie de l'artère pulmonaire : chez notre malade dont l'autopsie fut faite par le chef de clinique, il est impossible d'invoquer la même cause.

Lorsque la maladie doit se terminer par la guérison, on voit d'abord une diminution dans la stupeur, les symptômes graves disparaissent peu à peu, la langue s'humecte, les fuliginosités se détachent et tombent, le météorisme cesse, le ventre devient souple, les selles redeviennent volontaires et prennent leur caractère normal, les symptômes nerveux s'amendent, le malade autrefois indifférent semble s'intéresser à ce qui l'entoure ; il répond juste, mais sa mémoire est affaiblie. Enfin, le pouls perd sa fréquence, la peau n'a plus sa chaleur exagérée, l'appétit revient, un travail de cicatrisation s'établit sur les eschares ; le malade est convalescent, mais sa vie est encore menacée par plus d'un accident.

Convalescence. — Dans la plupart des cas la langue reprend bientôt son état naturel, l'appétit renaît, les malades éprouvent continuellement un besoin pressant d'aliments, et il arrive que cédant à ce sentiment ils mangent jusqu'à ce qu'ils aient satisfait cette apparence de besoin, et par là déterminent des rechutes, ou des perforations intestinales ; parfois il ne survient qu'un léger embarras gastrique qui disparaît après quelques jours. Les digestions sont lentes, parce que les sécrétions salivaires et autres n'ont pas encore leurs qualités normales. Le pouls garde pendant quelque temps une légère fréquence, il est faible mou, et facile, à déprimer : les malades sont sujets aux palpitations et les voient survenir à propos d'un léger exercice, ou d'une petite émotion morale ; les muscles sont mous, flasques et incapables d'une action prolongée, les organes des sens ont perdu une grande partie de leur insensibilité, les glandes reprennent peu à peu leurs fonctions, et il est à remarquer que souvent les testicules sont doués d'un surcroît d'action. Beaucoup de convalescents, en effet, sont sujets à des pollutions nocturnes et très-excités à l'amour, c'est ce fait qu'Adolphi à décrit en ces termes : « Inter alia phenomena hoc est notabile « quod convalescentes, ut pote quod alias functiones omnes languen- « tes, veneris stimulum, ex sexu præsertim masculo, majorem quam « antea sentiunt, atque ad illam non raro etiam inviti coguntur. »

Dans le commencement le sommeil est accompagné de rêvasseries, il est court et léger, mais devient bientôt plus facile et plus profond.

La convalescence de la fièvre typhoïde est toujours longue; même lorsque la maladie a été bénigne, on est frappé de la lenteur avec laquelle les forces reviennent, malgré les soins les plus assidus et l'alimentation la plus propice. Pendant ce temps le sujet est exposé à une foule d'accidents plus ou moins graves, il offre peu de résistance aux maladies, et contracte toutes les affections contagieuses avec la plus grande facilité. Ses poumons sont très-sensibles, et on voit souvent survenir des bronchites et des pneumonies ; quelquefois ces infortunés guérissent d'une maladie terrible pour être pris d'une maladie plus terrible encore ; je veux parler de cette longue agonie qu'on appelle phthisie pulmonaire.

La convalescence peut être aussi entravée par des rechutes, qui sont le plus souvent provoqués par des imprudences ou des écarts de régime. On voit alors la fièvre et les troubles nerveux reparaître ; la langue se sèche de nouveau, le météorisme et le gargouillement se reproduisent, on dirait une nouvelle fièvre typhoïde.

Cet état est généralement plus grave que la première maladie, le malade y succombe souvent, et on trouve à l'autopsie deux sortes de lésions, les plaques en voie de cicatrisation et des ulcérations nouvelles. Nous avons rencontré la rechute un assez grand nombre de fois, il suffisait d'une simple cause morale pour la provoquer.

Durée. — La fièvre typhoïde a cela de particulier qu'elle présente une durée presque toujours assez longue, quelque légère qu'elle soit ; et nous pensons que, si dans certains cas le malade a paru entrer en convalescence après une semaine, c'est qu'on n'avait pas fait remonter assez haut le début de la maladie. Lorsque l'affection est légère, la convalescence paraît du quinzième au vingtième jour ; mais si elle est plus grave elle peut ne s'établir qu'après le vingt-huitième jour. Si la mort vient mettre un terme à la maladie il est rare qu'elle ait lieu avant le huitième jour, c'est le plus ordinairement du quinzième au vingt-cinquième.

Certaines médications se flattent de rapprocher de beaucoup le moment de la guérison ; c'est ainsi que M. le professeur Bouillaud prétend juguler la maladie et la guérir en six ou huit jours : nous n'avons jamais été témoin de faits de ce genre. Ce que nous avons vu de plus clair à ce sujet est dû à la méthode évacuante, sous l'influence de laquelle certaines fièvres typhoïdes graves ont pris une marche des plus bénignes ; les malades ont pu ainsi bénéficier des avantages reconnus aux affections légères, et entrer en convalescence dès le quinzième jour.

Formes. — Sous l'influence de certaines conditions individuelles, de circonstances dépendant de l'affection elle-même ou du milieu ambiant, on voit la maladie prendre une physionomie particulière, ayant pour caractère spécial la prédominance d'un symptôme : c'est là ce que les auteurs appellent les formes de la fièvre typhoïde. Ils ont adopté cinq formes différentes qui sont les formes inflammatoire, muqueuse, bilieuse, gastrique, adynamique ou putride, ataxique ou nerveuse. Nous avons pensé qu'il serait plus pratique de classer ces différentes formes d'après les organes du corps qui donnent lieu aux manifestations morbides prédominantes, et nous distingons les fièvres typhoïdes avec prédominances abdominales , pectorales et cérébro-spinales, suivant que les symptômes dominants de la maladie apparaissent dans l'abdomen, la poitrine ou les centres nerveux,

Diagnostic différentiel. — Les maladies que l'on peut confondre le plus souvent avec la fièvre typhoïde sont les fièvres éruptives, l'embarras gastrique avec fièvre, certaines névroses et l'inflammation des méninges. Au début des fièvres éruptives, il est assez souvent difficile de poser un diagnostic; cependant l'absence d'épistaxis, de diarrhée, de stupeur, et la prédominance des douleurs lombaires, feront pencher pour l'affection varioleuse, surtout si le sujet n'est pas vacciné; plus tard, lors de l'éruption, la nature de la maladie ne saura être douteuse.

L'embarras gastrique avec fièvre est très-rare, et comme quelquefois, au début, on fait disparaître momentanément les symptômes de la fièvre typhoïde avec le tartre stibié, on pourrait croire à un embarras gastrique, mais on s'aperçoit bientôt de son erreur par le retour de la fièvre.

Lorsque la fièvre typhoïde se présente avec une prédominance cérébro-spinale très-marquée, il sera quelquefois difficile de la différencier de la méningite cérébro-spinale franche; on devra alors considérer la marche de la maladie qui est beaucoup plus lente dans la fièvre typhoïde, et se rappeler que, dans la méningite simple, il n'y a pas de gargouillement iliaque, ni de taches rosées.

Certaines maladies, qui par leur nature sembleraient ne devoir donner lieu à aucune erreur de diagnostic, sont quelquefois prises pour des fièvres typhoïdes, ce sont les névroses, l'hystérie en particulier. Lorsqu'en effet on examine une malade privée de sentiment, en proie à un délire violent, présentant un ballonnement flatulent considérable du ventre et les gargouillements qui l'accompagnent, si surtout on ne peut avoir de renseignements sur le début de la maladie, on comprend qu'on puisse hésiter un instant entre une attaque d'hystérie et une fièvre typhoïde.

Dans les cas douteux, l'âge du malade sera un précieux élément de diagnostic, la fièvre typhoïde étant assez rare après 30 ans. Enfin, nous ajouterons avec M. Chomel qu'une fièvre aiguë qui persiste au delà du huitième jour, sans que l'exploration attentive du malade ait révélé une lésion des organes profonds, devra être rapportée à la maladie typhoïde, du moins dans notre climat et dans le cours accoutumé de notre état sanitaire. L'examen du sang peut, en outre, aider à déterminer la cause du mouvement fébrile : si, en effet, l'on a affaire à une phlegmasie aiguë, la fibrine sera augmentée ; tandis que, dans la fièvre typhoïde, ce principe reste en quantité normale, et diminue plutôt.

Pronostic. — Le pronostic de la fièvre typhoïde est toujours grave, et réclame dans tous les cas de la part du médecin, une sage prudence et une grande réserve : tous les jours, en effet, on voit périr des malades dont l'affection avait paru des plus légères, et, d'un autre côté, les symptômes les plus graves ont été quelquefois suivis d'une terminaison heureuse. Malgré ces incertitudes, nous allons examiner les circonstances qui ont une influence à peu près certaine sur le pronostic.

Au début de la maladie, des accidents nerveux seront du plus mauvais augure ; la longueur et l'irrégularité des différentes périodes, la forme de la maladie, sa nature épidémique, les complications, la constitution du sujet, pourront fournir quelques indications ; un météorisme considérable doit être regardé comme un symptôme fâcheux. La persistance d'une diarrhée abondante, les évacuations involontaires, la prostration extrême des forces, amènent le plus souvent une terminaison fatale. L'état ataxique ou adynamique est de beaucoup le plus grave. Parmi les complications si nombreuses de la fièvre typhoïde, celles qui sont le plus à craindre, celles qui occupent sans contredit le premier rang sont : les affections thoraciques inflammatoires, les hémorrhagies et les perforations intestinales ; après elles, viennent sur un second plan les parotides auxquelles on a fait jouer un certain rôle dans le pronostic et qui sont diversement interprétées par les auteurs. Pour nous, d'accord avec MM. Grisolle, Gueneau de Mussy, etc., nous regardons les parotides non comme un accident heureux mais comme une complication grave. Enfin la constitution de la personne affectée doit être prise en considération dans la question qui nous occupe. Un individu exempt de diathèse, de maladie organique, de vice congénital quelconque, doué en un mot d'une santé parfaite, se trouve dans les meilleures conditions possibles pour résister au mal, tandis que personne n'ignore l'aptitude toute particulière des jeunes gens épuisés soit par les privations, soit par le travail, soit par les excès, à contracter une fièvre typhoïde excessivement grave et presque fatalement mortelle.

Causes. — Dans la recherche des causes de la fièvre typhoïde nous allons successivement passer en revue l'âge, le sexe, les constitutions et professions, l'acclimatement, les causes occasionnelles et la contagion.

1° *Age.* — MM. Louis et Chomel dans leurs ouvrages ont constaté que la maladie avait son maximum de fréquence de 18 à 30 ans ; elle est rare au-dessus de 40, et ils ajoutent qu'ils ne l'ont jamais vue au-dessus de 55. MM. Lombard et Fauconnet sur un relevé de mille malades n'ont trouvé qu'un septuagénaire, et ce cas est le seul qui soit bien acquis à la science. Au-dessous de 18 ans la fièvre typhoïde n'est pas rare, et dans les épidémies elle atteint fréquemment les enfants. M. Charcellay dans un rapport à la Société d'Indre-et-Loire semble prouver qu'elle peut atteindre l'enfant dans le sein de la mère. Nous avons résumé dans le tableau suivant l'âge que nos malades ont présenté.

De 15 à 20 ans.	65
De 20 à 24 —	39
De 24 à 30 —	12
Au-dessus —	2

2° *Sexe, constitutions et professions.* — Les deux sexes sont également atteints ; cependant on a remarqué que la maladie frappait plus particulièrement les jeunes garçons ; la nature de leurs occupations, plus pénibles que celles des femmes, n'en serait-elle pas la cause ?

Quand il s'agit de déterminer et de fixer l'influence de la constitution et du tempérament, nous nous trouvons dans une singulière incertitude. Tout ce que l'on peut dire c'est que la fièvre typhoïde frappe surtout les individus affaiblis et dont la constitution est détériorée par une cause quelconque.

3° *Changement d'habitude, acclimatement.* — Tous les auteurs ont remarqué que les jeunes gens qui arrivaient de province pour s'établir à Paris étaient plus particulièrement frappés. Le chan-gement de climat et de nourriture, les fatigues et le regret du pays absent expliquent parfaitement ce fait. A ces causes, il faut ajouter l'aptitude particulière des nouveaux arrivés à subir l'in-toxication par les miasmes putrides qui prennent naissance dans les égouts, et sont versés dans l'atmosphère par leurs ouvertures comme par autant de bouches empoisonnées. M. Piorry croit que l'encombrement est une circonstance qui, à elle seule, peut déve-lopper l'affection, et nous déplorons avec lui l'existence de ces garnis infects qui sont comme autant de sources où les malheureux ouvriers puisent la maladie et la mort.

5° *Causes occasionnelles.* — Le froid, les privations, la mi-sère, toutes les causes débilitantes ont la plus grande influence sur la fièvre typhoïde ; cependant on ne peut s'empêcher de remar-quer que cette affection, peut se développer chez les sujets qui vivent dans les meilleurs conditions hygiéniques, et que souvent elle survient d'une manière tout à fait spontanée : la cause qui le produit nous échappe entièrement.

6° *Contagion.* — Dans un grand nombre de cas la fièvre typhoïde paraît engendrée par la contagion, c'est donc ici le lieu d'établir si c'est une affection contagieuse. Si on n'appelle conta-gieuses que les maladies qui sont susceptibles d'être inoculées, nous dirons que la fièvre typhoïde ne l'est pas, car jusqu'à présent nous n'avons pas connaissance qu'elle ait été transmise ainsi. Mais il est une autre espèce de contagion que l'on doit reconnaître à la fièvre typhoïde, et en faveur de laquelle les faits ne manquent pas ; c'est celle qui s'opère par le contact des malades, par le sé-jour dans leur atmosphère, ou même seulement par le contact des effets qui leur ont appartenu.

Nous croyons inutile d'ajouter des faits nouveaux aux observa-tions si nombreuses et si concluantes des Drs Gendron et Piedvache. La contagion nous paraît établie, sans qu'il soit possible de la con-tester sérieusement.

Il y a enfin une dernière cause productrice de la fièvre typhoïde, une des principales, suivant nous, c'est l'*infection miasmatique.* Avant d'entrer dans aucune considération nous définirons ce qu'on entend par *miasmes.* Des expériences nombreuses ont demontré que les exhalaisons des foyers de décomposition contiennent des particules organiques ou organisées, qui sont toutes portées plus ou moins loin, et ont une action spéciale morbigène sur l'économie. C'est là ce que nous entendons par *produits miasmatiques* ou *miasmes* ; l'air en est le véhicule le plus ordinaire, et dans certains cas on peut les y découvrir. Il suffit, en effet, d'exposer un vase contenant un mélange réfrigérant dans cet air vicié, pour qu'il se dépose sur les parois une certaine quantité de rosée dans laquelle on voit au microscope des corpuscules organisés de diverse nature ; l'analyse chimique démontre aussi que cette rosée renferme des matières azotées dont on ne peut rapporter l'existence qu'à celle des corpuscules miasmatiques. Ceux-ci sont produits non-seulement par la putréfaction des matières animales, mais encore par celle des matières végétales : le corps de l'homme vivant, malade ou bien portant en est aussi la source. Tous ces miasmes si différents jouissent de propriétés à peu près également délétères, et dont l'action est d'autant plus rapide qu'ils sont absorbés en plus grande quantité : chacun connaît cette histoire terrible des assises Old-bailey où tous les assistants périrent de maladies infectieuses, excepté ceux qui se trouvaient près d'une fenêtre ouverte ; et cette autre des assises d'Oxford (1577) où la pourriture des cachots dont les condamnés étaient imprégnés, ainsi que le grand nombre des assistants, fit éclater une maladie si terrible qu'en quarante jours 300 personnes moururent.

Partout où les hommes sont agglomérés dans un air confiné, la fièvre typhoïde se développe.

L'existence des miasmes et leur action sur l'économie étant démontrée par tous les faits qui précèdent, il reste encore à chercher comment se fait leur absorption, qu'on pourrait regarder comme hypothétique à cause de leur qualité de corps solides et insolubles ; si cette qualité ne permet pas que leur absorption se fasse par endosmose, malgré leur extrême ténuité, qui est-ce qui s'oppose à leur migration à travers les tissus ? Ne se fait-il pas des migrations de poussières charbonneuses et des dépôts à la surface des poumons chez les gens qui vivent dans une atmosphère qui contient du charbon en suspension ? On comprendra facilement que la membrane si mince, qui dans les poumons sépare l'air du liquide sanguin, n'offre que peu de résistance à cette pénétration. Quel que soit enfin le mode de pénétration, celle-ci existe : de nombreux exemples en sont la preuve, et la contagion dont nous avons parlé précédemment ne se fait pas d'une façon différente.

Nature de la maladie. — Beaucoup d'opinions ont été émises sur la fièvre typhoïde, elles se groupent sous quatre chefs principaux.

1° La fièvre typhoïde est une entérite simple ou une entérite folliculeuse.

Cette opinion, que la fièvre typhoïde est une inflammation, a été soutenue par des hommes éminents, Broussais, Bouillaud et Forget. Pour Broussais il y avait une simple inflammation du tube digestif, s'étendant ou ne s'étendant pas aux organes voisins. M. Bouillaud admet comme primitive l'inflammation des glandes de Peyer, à laquelle succède une intoxication par les matières putrides contenues dans l'intestin. Enfin M. Forget regarde la maladie uniquement comme une inflammation spéciale des follicules intestinaux.

Cette manière d'envisager la fièvre typhoïde comme une inflammation n'est point soutenable si on remarque bien que dans cette maladie la fibrine du sang diminue de quantité, tandis qu'elle augmente dans toutes les inflammations, et qu'à supposer même que ce soit une inflammation, il serait impossible d'expliquer la gravité des symptômes lorsqu'il n'existe que deux ou trois plaques de Peyer hypertrophiées.

2° La fièvre typhoïde est une fièvre éruptive.

A cette manière de voir se rattache le nom de M. Bretonneau qui l'a soutenue avec le plus grand talent : c'est l'opinion qui réunit le plus grand nombre de partisans. En effet, comme les fièvres éruptives, la fièvre typhoïde attaque de préférence les jeunes sujets, elle naît par la contagion, et présente une altération de la fibrine du sang. On ajoute qu'elle n'attaque qu'une seule fois les mêmes sujets. Pour que nous puissions admettre cette idée, il nous faudrait d'abord une éruption, car nous ne pouvons considérer comme telle la lésion intestinale ; et enfin nous ne regardons pas comme vraie la proposition dans laquelle il est dit que, par le fait même de la maladie, on est préservé d'une seconde atteinte.

Nous avons examiné avec le plus grand soin cette question, et nous devons dire qu'elle nous a paru complétement inexacte : nous avons interrogé tous les malades de nos observations sur leur santé antérieure, et nous avons vu que, sur 100 de ces malades, 18 fois l'affection était une récidive, c'est-à-dire une fois sur 5 1/2 : or la fièvre typhoïde n'est point plus fréquente chez les sujets qui ne l'ont jamais eue. Nous désirons que de nouvelles recherches soient faites sur ce sujet, mais jusqu'à nouvelle démonstration nous déclarons ne pouvoir admettre qu'une première atteinte soit un préservatif pour une seconde. Nous avons entre autres faits, pour appuyer notre opinion, celui d'un jeune garçon de 18 ans, qui entra à la Charité, salle Saint-Louis, pour une fièvre typhoïde en ayant eu déjà deux, l'une dans son enfance et l'autre l'année précédente dans le même service : sa maladie n'en fut pas moins grave, et ce qu'il y a de plus particulier c'est qu'une rechute survint dans la convalescence.

3° La fièvre typhoïde est due à une lésion des fonctions du foie.

Nous avons entendu notre maître M. Beau soutenir cette thèse avec le talent qu'on lui connaît. Nous admettons avec lui que, dans la fièvre typhoïde, le foie est lésé dans ses triples fonctions de glande sanguine, de glande biliaire et d'organe glycogène ; mais nous avouerons que nous n'avons pas de raisons suffisantes pour regarder cette lésion fonctionnelle comme primitive ; nous pensons au contraire qu'elle est sous la dépendance de l'altération du sang.

4° La fièvre typhoïde est causée par une altération du sang.

Il nous semble que l'altération du sang dans la fièvre typhoïde est généralement admise. Mais est-ce là l'élément essentiel de la maladie ? Cette lésion est-elle primitive ou consécutive, ou bien à la fois primitive et consécutive ? Telles sont les questions que nous devons nous poser et que nous allons tâcher de résoudre.

Nous avons déjà établi d'une façon positive que le sang est altéré dans sa qualité par la diminution de la fibrine qu'il contient et par la dissolution des globules rouges dans le sérum. Nous avons ajouté que les caractères physiques du liquide annonçaient encore d'autres altérations que les procédés chimiques étaient impuissants à découvrir, mais dont l'existence n'était pas douteuse. Quelle est la cause de cette altération? Nous croyons qu'elle réside non-seulement dans les principes toxiques, miasmatiques ou contagieux puisés en dehors, mais aussi dans une viciation interne. L'homme est un foyer ambulant de putréfaction dans laquelle se produit une quantité considérable de matériaux infectants qu'il répand le plus qu'il peut au dehors pour ne pas s'empoisonner lui-même. Cette épuration de chaque individu a lieu par trois fonctions principales : la respiration, la perspiration et la défécation. Mais, s'il arrive que ces fonctions soient troublées ou ne puissent suffire à l'élimination des produits putrides, ceux-ci s'accumulent dans le sang, réservoir ordinaire des produits de décompositions internes, l'individu s'infecte lui-même.

La présence dans l'intestin, pendant la fièvre typhoïde, de matières fécales présentant une putridité anormale n'est douteuse pour personne ; leur absorption consécutive ne peut l'être ; mais quelle est la source de cette putridité? Faut-il la rechercher dans la bile et par conséquent dans le foie dont la lésion primitive serait la cause de tous les accidents, ou bien, remontant plus haut, ne regarder l'altération de la bile que comme la conséquence de l'altération du sang? Il est bien difficile de se prononcer ; nous regardons cependant cette dernière opinion comme la plus probable.

Il ne suffit pas de voir le poison, d'en connaître la source, il faut étudier son action. Nous avons dit que les miasmes étaient constituées par des corpuscules organisés dont l'analyse chimique avait démontré la composition azotée ; ils ont la plus grande analogie avec les ferments, et comme ils dérivent d'une fermentation putride, ce seraient des ferments putrides.

Dès lors il semble que la production de la fièvre typhoïde pourrait bien être due à une sorte de fermentation du sang, hypothèse dont la réalité paraît établie par les faits. Nous avons déjà parlé des expériences de MM. Bouillaud et Béhier ; il nous en reste encore quelques-unes à citer.

M. Cl. Bernard a injecté du sucre et de la levure de bière dans la veine jugulaire de plusieurs chiens. Ces animaux moururent après un temps qui varia de vingt-quatre à soixante-dix heures, présentant des symptômes très-marqués d'adynamie et des déjections sanguinolentes. A l'autopsie, la muqueuse intestinale était gonflée, parsemée de taches ecchymotiques, les poumons engoués et infiltrés ; les vaisseaux et le cœur contenaient un sang noir, mal coagulé et liquide. D'autres expériences à peu près semblables ont été faites par M. Davaine sur le sang de rate, cette maladie des animaux qui ressemble tant à la fièvre typhoïde.

Nous n'avons encore que des approximations ; la maladie provoquée a beaucoup de rapports avec la fièvre typhoïde ; mais il n'y a pas d'altération des follicules intestinaux. Les récentes expériences de M. le professeur Béhier sont plus concluantes : un lapin dans les veines duquel on avait injecté du liquide en putréfaction, succomba à des symptômes adynamiques, et présenta dans l'intestin des hémorrhagies interstitielles et trois plaques de Peyer gonflées tout à fait semblables à celles qu'on rencontre dans la fièvre typhoïde.

Pour nous donc, la fièvre typhoïde est une sorte de fermentation putride lente des matières azotées du sang, donnant lieu à des troubles dans la composition et les fonctions de tous les organes.

TROISIÈME PARTIE

TRAITEMENT.

1° *Traitement de la maladie.*

Les méthodes de traitement ont varié suivant les idées que les médecins ont adoptées sur la nature de la maladie. Toutes les méthodes thérapeutiques et tous les moyens de l'art ont été employés tour à tour, exaltés outre mesure et dépréciés d'une façon absolue. Les anciens, persuadés que la fièvre typhoïde était un état morbide d'une durée nécessaire et constante, qui se jugeait de lui-même par des évacuations critiques, s'en tenaient à l'expectation dans les cas simples, et cherchaient à remplacer ou à provoquer les crises quand la maladie se prolongeait ou se compliquait d'accidents. Ceux qui croyaient à la putridité des humeurs, la combattirent par les antiputrides ; ceux qui ne virent que la faiblesse et l'adynamie employèrent exclusivement les toniques ; ceux qui admettaient une irritation des voies digestives, la traitèrent par les antiphlogistiques. Les uns, voulant rendre au sang des éléments dont la diminution ou l'absence avaient été remarquées, administrèrent des sels, de l'acide carbonique ou des chlorures. Quelques médecins, croyant à la spécificité du mal, pensèrent la guérir par les spécifiques. D'autres enfin, pour purger l'économie des humeurs malfaisantes, appliquèrent la méthode évacuante.

Nous allons examiner rapidement les méthodes encore employées aujourd'hui, n'hésitant pas à donner notre opinion sur chacune d'elles.

1° *Antiphlogistiques.* Si nous recherchons ce que les anciens ont pensé de cette manière de traiter la fièvre typhoïde, nous aurons tout lieu d'être surpris de la vogue qu'elle possède encore. Voici le sombre tableau que *Frascator* a tracé de l'effet des émissions sanguines dans les fièvres graves : « Alii magnopere a phlebotomiis

«cavent, quod experientia constet, partem maximam eorum quibus
« detractus fuisset sanguis, paulo post, aut obiisse, aut in deterius
« lapsos fuisse» (Frascat., *Opera*, p. 224).

Baglivi proscrit la saignée dans les fièvres malignes, avec une
énergie remarquable. «Si vel minima suspicio aderit febris mali-
«gnæ, cave a sanguinis missione, tanquam peste» (t. I, p. 65).

Rœderer et Wagler ont un langage bref et expressif: « Pessime
«consulitur huic morbo methoda antiphlogistica (*de Morbo mu-
«coso*, 60). Voici ce que dit Tissot: «Væ illis quorum medici de
« causa nihil scissitantes, omnem febrem vehementem sanguinis mis-
«sione jugulare satagunt : quoties enim febris post operationem
« acuta ægrum jugulavit!..

Nous ne voulons point multiplier les citations ; cependant pour
qu'on ne nous accuse pas d'avoir cherché les exemples seulement
parmi les détracteurs de la saignée, nous emprunterons le passage
suivant à l'*Examen des doctrines médicales* :

«La gastro-entérite aiguë typhoïde est une des phlegmasies où
la lancette a le moins à faire ; un petit nombre de phlébotomies
suffit. Si la maladie ne cède pas, la répétition de cette émission
jette le malade dans une extrême prostration, le précipite dans un
marasme prématuré et le rend souvent incurable (t. IV, p. 463).
Un pareil langage tenu par Broussais possède une force qu'il est
inutile de faire remarquer.

C'est M. le professeur Bouillaud qui à notre époque emploie le
plus la saignée dans le traitement de la fièvre typhoïde. La formule
de ses saignées coup sur coup est trop connue de tout le monde pour
qu'il soit utile de la rapporter ici. Nous ne voulons point en dis-
cuter la valeur. Nous dirons seulement qu'elle n'a point donné aux
autres médecins les résultats merveilleux annoncés par M. Bouillaud. Quelle est la cause de cet insuccès ; faut-il le rapporter à la
difficulté de la méthode, ou au manque d'habitude dans son emploi?
Nous ne le croyons pas, car elle a été éprouvée par des médecins
bien autorisés. Pour nous, nous croyons devoir la rejeter de notre
pratique habituelle, nous retranchant derrière notre inexpérience.
Voici du reste ce que dit M. Bouillaud lui-même : «La formule
des émissions sanguines telle que nous l'avons exposée, et telle que
nous l'avons modifiée pour chaque cas en particulier, est un de ces

instruments violents qu'on ne saurait manier avec trop de prudence, et dont il ne faut jamais confier l'exercice à des mains inhabiles. Il faut bien prendre garde de ne frapper que sur la maladie et non sur le malade, et pour cela, comme je le répète chaque jour, il faut avoir une sûreté, une précision de diagnostic que peut seule donner une longue habitude, secondée par d'heureuses dispositions.» (*Cliniq. médic.*, p. 337.)

Nous émettons le regret de tourner contre un homme éminent dont nous nous honorons d'être souvent le disciple des armes que nous lui avons dérobées ; mais c'est le seul moyen que nous pensions valable à ses yeux pour nous défendre de ne point employer sa méthode. Nous ne pensons pas en effet posséder les vertus natives dont parle M. Bouillaud, et en outre, nous ne croyons pas devoir exposer la vie de nos malades aux chances de l'expérimentation, qui doit durer jusqu'à ce que nous ayons acquis une longue habitude de ses moyens de guérison.

Il y a des cas cependant où les émissions sanguines légères sont utiles ; mais on doit toujours se rappeler qu'il est plus facile d'enlever du sang que d'en donner, que les digestions sont impossibles, que le malade doit vivre pendant longtemps de sa propre substance, et qu'il faut ménager ses forces.

2° *Toniques.* — En présence des symptômes adynamiques observés dans la fièvre typhoïde, beaucoup de médecins ont conseillé la médication tonique à toutes les périodes de la maladie. Le quinquina, les plantes aromatiques, le vin et l'alcool furent donnés sous toutes les formes et obtinrent quelques succès. Mais dans la majorité des cas, ils furent plus nuisibles qu'utiles surtout dans les premières périodes.

Dans les cas où l'emploi des toniques est indiqué il faut en user avec prudence, et bien étudier leur action sur la marche du mal. Les vins du Midi et le quinquina sont les toniques auxquels il faudra donner la préférence.

3° *Spécifiques.* — On a proposé un grand nombre de médicaments comme spécifiques de la fièvre typhoïde. C'est dans ce but que M. Bouillaud administrait des chlorures. Les auteurs anglais pour rendre au sang de l'acide carbonique ont proposé l'eau de Seltz. D'autres ordonnent des acides. M. le professeur Piorry.

pour laver le sang et le tube digestif préconise les boissons à haute dose. On a prétendu que le sulfate de quinine était un spécifique des plus précieux. Enfin on a accordé une action spéciale aux mercuriaux. Ces médications ne sont pas meilleures les unes que les autres. Le spécifique de la fièvre typhoïde est encore à trouver.

4° *Méthode expectante.* — La médication expectante repose sur la doctrine grecque qui conseille la plus grande confiance dans la force médicative de la nature. Elle consiste à surveiller la maladie et à éloigner le plus possible les chances de complication. Pour nous, cette méthode n'existe pas en réalité. Quelle que soit la confiance qu'il accorde à la nature, le médecin intervient dans tous les cas, soit en recommandant des soins hygiéniques, soit en donnant des médications thérapeutiques qui, pour être simples, ont cependant une grande importance.

5° *Méthode évacuante.* — Le traitement par les évacuants, tour à tour rejeté et repris par les médecins anciens, avait été si complétement délaissé au temps de Broussais, qu'il y a peu d'années lorsque plusieurs médecins le préconisèrent, ils éprouvèrent la plus grande difficulté à dissiper les craintes qu'on avait à mettre les purgatifs en contact avec les membranes ulcérées de l'intestin.

C'était mettre de l'huile sur le feu. Mais on vit bientôt que ces remèdes prétendus incendiaires, loin d'avoir le mauvais effet dont la prévention les avait doués, obtenaient plus de succès dans ces maladies qu'on en pourrait attendre des autres médicaments. C'est M. Delarroque qui institua, le premier, le traitement par les évacuants, à toutes les périodes de la fièvre typhoïde; il obtint de suite une mortalité manifestement moindre que celle qu'on observait partout, et dès lors, la plupart des médecins se firent un devoir d'adopter une méthode curative aussi heureuse et d'en proclamer les bons effets. M. Louis, après avoir essayé tous les traitements, regarde les évacuants comme supérieurs aux autres moyens thérapeutiques : non-seulement ils diminuent la mortalité, mais ils abrégent de beaucoup la durée de la maladie. Voici en quels termes M. le professeur Grisolle parle des purgatifs appliqués à la fièvre typhoïde : «La fièvre typhoïde traitée comme le conseille M. Delarroque, ne nous a donné qu'une mortalité de près d'un septième, résultat bien favorable si je le compare à la méthode d'expectation ou à la mé-

thode rationnelle, par laquelle je perdais un quart de mes malades ;
la médication a aussi pour effet de hâter la convalescence. »

M. le Dr Beau est encore à la Charité le représentant des idées
de M. Delarroque ; il traite ses typhoïdés par les évacuants, et
sans qu'on puisse expliquer ce fait par des coïncidences heureuses,
nous regardons comme certain qu'il meurt moins de malades dans
son service que dans les services voisins. Nous croyons que le pra-
ticien ne doit pas hésiter à administrer les évacuants, ce sera la
base de la médication que nous adopterons dans notre pratique et
que nous allons chercher à motiver.

Nous avons dit que la fièvre typhoïde est un empoisonnement du
sang, dont l'altération tend à augmenter chaque jour par la résorption des produits putrides éliminés dans l'intérieur ; il y aura donc
dans notre traitement deux indications principales : 1º combattre
l'intoxication primitive, ou mettre l'économie dans les conditions les
plus favorables pour résister à la cause de destruction et pour l'en
débarrasser ; 2º empêcher l'intoxication secondaire.

Pour remplir notre première indication, il se présente d'abord
une foule de moyens hygiéniques auxquels nous attribuons la
plus grande importance. Si en effet l'atmosphère du malade est
assez délétère pour engendrer l'affection chez un individu sain,
elle ne peut qu'avoir sur lui-même la plus fâcheuse influence. Qu'on
se garde donc bien de cette habitude déplorable qui consiste à en-
fouir le malade au fond d'une alcôve, dans une chambre dont les
portes et les fenêtres sont closes avec le plus grand soin, en dépit
de tout principe hygiénique et dans le seul but de lui éviter des
refroidissements et des rhumes.

Qu'on sache bien qu'il y a moins de bronchites et de pneumonies
dans les chambres dont l'air est bien renouvelé, que dans celles
où une chaleur excessive prédispose certainement aux affections
pulmonaires : la température devra être modérée et constante autant
qu'il pourra se faire. Il faut surtout soustraire le malade à toutes
les influences délétères ; on devra le placer dans une chambre vaste
et bien aérée, car l'air pur est le meilleur de tous les antiseptiques ;
il sera soumis aux soins les plus rigoureux de propreté ; on chan-
gera son linge tous les jours, et après chaque garde-robe on lavera

leś parties souillées, pour éviter la pustulation des fesses. Il n'est point de précaution minutieuse qu'on devra négliger pour empêcher la production de ces terribles eschares du sacrum, qui par elles-mêmes tuent si souvent les malades. Le lit sera moelleux sans être mou, élastique sans être dur, et devra être fait chaque jour : les couvertures seront légères et justement suffisantes pour que le malade n'ait pas froid ; de fréquentes lotions tièdes seront faites sur les membres, pour entretenir les fonctions de la peau ; on pourra même donner aux malades des bains entiers de quelques minutes, ou, à l'exemple de MM. Scoutetten, Natalis Guillot, etc., avoir recours au drap mouillé et aux affusions froides. Sans accorder à l'hydrothérapie une importance aussi grande que beaucoup de médecins anglais, nous pensons qu'on en retirera d'excellents effets à la période adynamique ; mais il faudrait bien se garder d'en faire un mode de traitement spécial et unique.

Ces conditions remplies, pour aider efficacement le travail d'élimination, on devra favoriser et exciter le plus possible les sécrétions, et pour cela administrer des purgatifs répétés et variés, en même temps qu'on donnera des boissons en grande quantité.

La deuxième indication, celle d'empêcher l'intoxication secondaire par l'intestin, sera encore remplie par l'emploi des évacuants : le choix des purgatifs n'a ici aucune influence, l'essentiel est qu'ils purgent et ne soient pas drastiques. Comme M. Beau, après avoir obtenu une évacuation générale par l'emploi du tartre stibié, au début, nous prescrirons chaque jour 1 verre ou 2 d'eau de Sedlitz, ou 15 ou 20 grammes d'huile de ricin, ou bien encore une infusion de séné. L'emploi de ces médicaments ainsi alternés offre l'avantage de ne point fatiguer le malade : on les répétera tant qu'il y aura du gargouillement.

Nous n'avons pas besoin de dire qu'il n'entre pas dans nos intentions d'administrer des purgatifs toujours et quand même, sans tenir compte des prédominances de la maladie, ou du malade lui-même, sans nous occuper des complications qui peuvent en contre-indiquer l'emploi. Nous donnons ici une méthode générale, applicable dans la majorité des cas, mais qu'il faudra modifier suivant les circonstances et les prédominances de l'affection.

Ainsi, quand les accidents pectoraux dominent, nous ne rejetons pas absolument la saignée, quoique nous soyons toujours avare du sang de nos malades ; nous leurs préférons, dans la majorité des cas, des ventouses sèches en grand nombre, d'après la méthode de M. Béhier.

Lorsque à la fin de la fièvre typhoïde, le malade est plongé dans une adynamie profonde, nous n'hésiterons pas à lui donner des toniques ; si au contraire ce sont les phénomènes ataxiques qui menacent la vie du malade, nous aurons recours aux antispasmodiques.

Un des points les plus importants du traitement de la fièvre typhoïde est ce qui touche à l'alimentation du malade. Nous regardons la diète comme une des conditions les plus importantes du traitement, et nous sommes d'avis de ne donner, à moins d'indications particulières, que de rares bouillons aux malades, jusqu'à la troisième période, pendant laquelle il faudra encore craindre les aliments si les symptômes sont graves. Rien n'est difficile comme de préciser le moment où ces aliments ne seront plus nuisibles : combien de fois, en effet, les médecins n'ont-ils pas eu à se repentir de l'emploi trop précipité des moyens destinés à réparer les forces. L'appétit du malade n'est, en effet, le plus souvent, qu'une indication illusoire ; il faut que le médecin sonde prudemment la susceptibilité du sujet par des potages légers, et lorsqu'il sera bien certain que non-seulement ils n'ont pas été nuisibles, mais que le malade en a éprouvé de bons effets, il pourra commencer à donner des substances d'une digestion plus difficile. Le plus ordinairement ce n'est qu'au moment où la convalescence paraît, que l'alimentation devra être formulée régulièrement, c'est-à-dire vers le vingtième jour de la maladie.

Nous arrivons enfin à ce que nous appellerons les soins moraux. Personne n'ignore la gravité de la fièvre typhoïde, chez les individus dont le moral est affecté profondément par les chagrins, les ennuis ou la crainte de la mort ; le médecin doit alors au malade un traitement moral, dont les règles, impossibles à poser, doivent être complétement abandonnées à sa sagacité, et dont l'efficacité est le plus souvent des plus grandes. Cette vérité bien connue a été retracée par un auteur moderne dans les lignes suivantes : « La présence d'un homme supérieur, traitant le malade avec douceur, et lui donnant par quelque signe sensible l'assurance de son rétablissement, est souvent un remède décisif. Qui oserait dire que dans beaucoup de cas, et en dehors des lésions tout à fait caractérisées, le contact d'une personne exquise ne vaut pas les ressources de la pharmacie? Le plaisir de la voir guérit, elle donne ce qu'elle peut, un sourire, une espérance, et cela n'est pas vain. » (Renan, *Vie de Jésus*, chap. 16, page 260.)

2° *Traitement de la convalescence.* — Les moyens pharmaceutiques n'ont que peu d'importance dans le traitement de la convalescence, lorsqu'elle suit sa marche ordinaire, et qu'elle n'est entravée par aucune complication: il n'en est pas de même des moyens hygiéniques.

L'atmosphère ambiante a la plus grande influence sur les convalescents ; leur appartement devra être vaste, exposé au midi, et chauffé à la température de 15° à 20° ; l'air y sera fréquemment renouvelé, on profitera, pour faire sortir les malades, du moment de la journée où l'air est le plus pur et le temps le plus calme, en ayant soin de leur recommander de se bien couvrir.

Quant au choix des aliments, nous pensons qu'on se trouvera bien de suivre les règles suivantes tracées par Hippocrate et Sydenham : « Quels que soient les aliments, les diverses sortes de mets ou de boissons qu'appète le malade, donnez-les tant qu'ils ne peuvent pas évidemment nuire au corps » (*de Affectionibus*, n° 42, Hipp.). « Car une nourriture et une boisson, par cela seul qu'elles plaisent, doivent être préférées à d'autres plus saines et se digérant mieux » (sect. 2, aph. 38).

Sydenham prescrivait, au déclin, de faire donner aux malades ce qu'ils demandent, fussent même des choses incongrues.

Leur quantité devra être proportionnée aux forces digestives, augmentée très-lentement et avec beaucoup de ménagements ; ils seront d'abord très-légers, de facile digestion : les viandes rôties ou grillées devront être préférées. On suivra en un mot, à ce sujet, les règles ordinaires de la convalescence, en se rappelant bien cependant qu'ici plus qu'ailleurs, leur observance exacte est de la plus grande importance.

Nous sommes arrivé à la fin de notre étude ; nous l'avons

faite aussi complète que possible ; mais, pour nous tenir dans les bornes d'une thèse nous avons dû souvent négliger des questions très-intéressantes. Dans celles que nous avons traitées nous avons sans doute commis beaucoup d'erreurs ; ceux-là seuls ne se trompent pas qui ne disent rien, et nous n'avons pas la prétention d'être infaillible. Nous avons toujours cherché le vrai, nous pensons ce but assez noble pour qu'on veuille bien accueillir nos efforts avec bienveillance.

TABLE DES MATIÈRES

PREMIÈRE PARTIE.

CHAPITRE Ier.

ANATOMIE PATHOLOGIQUE.

CHAPITRE II.

TROUBLES FONCTIONNELS.

DEUXIÈME PARTIE.

DESCRIPTION DE LA FIÈVRE TYPHOÏDE.

TROISIÈME PARTIE.

TRAITEMENT.

Paris — A. Parent, imprimeur de la Faculté de Médecine, rue Monsieur-le-Prince 31.

www.ingramcontent.com/pod-product-compliance
Ingram Content Group UK Ltd.
Pitfield, Milton Keynes, MK11 3LW, UK
UKHW020327130726
13696UKWH00003B/1202